CUCINA SANA PER PIGRI

Gusti Mediterranei in 10 Minuti! Ricette Veloci, Originali, Creative e Sane a Colori per Tutte le Stagioni e per Ogni Palato, Adatte a Carnivori e Vegetariani

MARCO BELLAVITA

Copyright 2024 - Marco Bellavita

Tutti i diritti riservati.

Il contenuto di questo libro non può essere riprodotto, duplicato o trasmesso senza il permesso scritto diretto dell'autore o dell'editore. In nessun caso l'editore o l'autore saranno ritenuti responsabili per danni, riparazioni o perdite monetarie a causa delle informazioni contenute in questo libro, sia direttamente che indirettamente.

Avviso Legale:

Questo libro è protetto da copyright. Questo libro è solo per uso personale. Non è possibile modificare, distribuire, vendere, utilizzare, citare o parafrasare alcuna parte o contenuto di questo libro senza il consenso dell'autore o dell'editore.

Avviso di Non Responsabilità:

Si prega di notare che le informazioni contenute in questo documento sono solo a scopo educativo e di intrattenimento. Tutti gli sforzi sono stati fatti per presentare informazioni accurate, aggiornate e affidabili. Non sono fornite garanzie di alcun tipo. I lettori riconoscono che l'autore non fornisce consulenza legale, finanziaria, medica o professionale. Il contenuto di questo libro è stato tratto da varie fonti. Si prega di consultare un professionista qualificato prima di tentare qualsiasi tecnica descritta in questo libro. Leggendo questo documento, il lettore accetta che, in nessun caso, l'autore è responsabile per eventuali perdite, dirette o indirette, che si verificano a seguito dell'uso delle informazioni contenute in questo documento, inclusi, ma non limitati a, errori, omissioni o inesattezze.

INDICE

INTRODUZIONE 4

01 RICETTE AUTUNNO/INVERNO 7

Il Benessere in Cucina: Semplicità, Velocità e Gusto per la Tua Famiglia

Colazioni 8
Primi Piatti 16
Secondi Piatti 28
Snack 38

02 RICETTE PRIMAVERA/ESTATE 44

Il Benessere in Cucina: Semplicità, Velocità e Gusto per la Tua Famiglia

Colazioni 45
Primi Piatti 53
Secondi Piatti 65
Snack 76

03 SOLUZIONI INTELLIGENTI CON CIBI A LUNGA CONSERVAZIONE 81

Primi Piatti 82
Secondi Piatti 88
Snack 94

BONUS 100

CONCLUSIONE 101

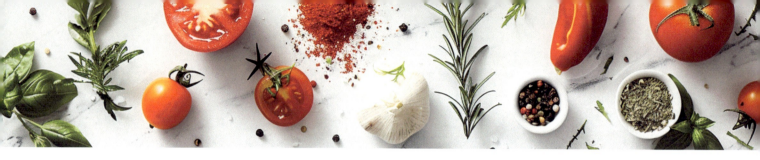

INTRODUZIONE

Ciao! Se hai tra le mani questo libro è perchè sei un amante della cucina alla ricerca di soluzioni pratiche e saporite! Benvenuti in un viaggio culinario che va oltre il classico ricettario. Questo libro sarà la tua guida personale, un compagno che ti offrirà soluzioni su misura per le tue esigenze quotidiane. È pensato sia per chi si avvicina alla cucina per la prima volta che per gli appassionati occasionali, offrendo suggerimenti accessibili a chiunque desideri esplorare il mondo della cucina veloce e sana.

Qui non troverai solo ricette comuni; avrai accesso a un approccio flessibile e adattabile alla tua vita. Se il tempo è una risorsa preziosa per te, se cerchi ispirazioni per pasti da portare ovunque, se desideri esplorare opzioni con ingredienti a lunga conservazione o vuoi sperimentare soluzioni culinarie in sintonia con le stagioni, sei nel posto giusto.

Attraverso queste pagine, imparerai come rendere la cucina un piacere senza stress, adattandola al tuo stile di vita. Per ogni momento della giornata, dalle colazioni veloci ma accurate alle cene pratiche e raffinate, questo libro offre una vasta gamma di soluzioni culinarie pensate per soddisfare il tuo palato e le tue esigenze nutrizionali.

Durante il nostro percorso, scopriremo insieme come la scelta di prodotti freschi e di stagione non solo arricchisce il sapore dei piatti ma può anche rappresentare un modo economico e sostenibile di cucinare. Impareremo anche a pianificare i pasti in modo intelligente per evitare sprechi, risparmiando tempo e denaro.

Niente più compromessi tra velocità e qualità: qui troverai il meglio per soddisfare entrambe le esigenze. Scopri i benefici di pasti deliziosi, nutrienti e, soprattutto, adatti al tuo stile di vita. Buon viaggio alla scoperta di questa nuova avventura culinaria!

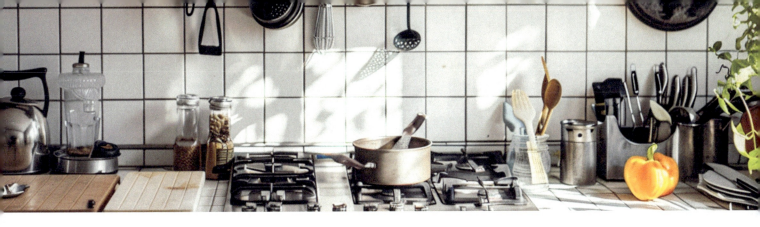

Filosofia per una cucina sana e veloce

Semplicità nei metodi di preparazione

L'aspetto fondamentale di una cucina sana e veloce, che porta con sé una serie di vantaggi tangibili e immediati. In primo luogo, consente di risparmiare tempo prezioso, aspetto cruciale per coloro che desiderano gustare pasti salutari senza dedicare ore in cucina.

In secondo luogo, la cucina che punta alla semplicità, si concentra sulla naturalezza degli alimenti, evitando complicate manipolazioni che possono compromettere il loro valore nutrizionale. Tutto questo non solo promuove il miglioramento dello stato di salute generale, riducendo l'apporto di sostanze nocive, ma consente anche di apprezzare appieno i gusti autentici degli alimenti. Infine la semplicità nei metodi di preparazione si traduce in pasti sani, nutrienti e deliziosi, dimostrando che una cucina veloce può essere la chiave di volta per una vita culinaria sana e appagante.

Ingredienti di Stagione e Scelte Consapevoli

La stagionalità degli ingredienti incoraggia una dieta più diversificata. Consumare una varietà di alimenti in base alle stagioni introduce nella nostra alimentazione una gamma più ampia di nutrienti, contribuendo a evitare carenze alimentari e promuovendo un equilibrio nutrizionale ottimale.

Quando scegliamo gli ingredienti con attenzione, stiamo effettivamente prendendo decisioni che influenzeranno positivamente la nostra salute. Pertanto la stagionalità degli ingredienti, non solo rappresenta un modo per assaporare i cibi al loro apice di freschezza e gusto, ma si traduce anche in un duplice vantaggio: migliorare la nostra salute attraverso la diversità nutrizionale e risparmiare denaro sostenendo pratiche alimentari sostenibili e locali.

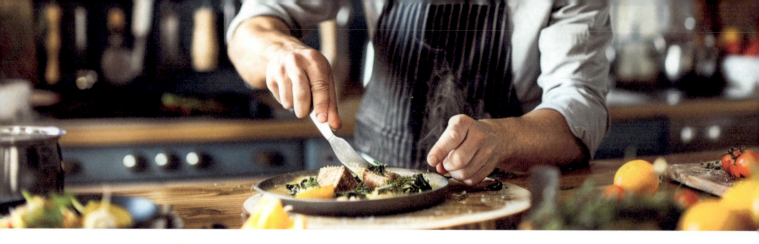

Versatilità e Creatività

La versatilità e la creatività in cucina non sono soltanto questioni di gusto, ma riflettono un approccio dinamico alla preparazione dei pasti che offre una serie di vantaggi pratici e sensoriali.

Questo non solo conferisce flessibilità alla cucina, ma invita anche a sperimentare con nuovi sapori e combinazioni, ampliando il repertorio culinario e rendendo ogni pasto un'esperienza unica.

La possibilità di adattare e personalizzare le ricette favorisce anche una maggiore efficienza. Quando si conoscono le basi di una ricetta e i principi culinari fondamentali, è più facile cucinare in modo rapido e senza stress. Questa flessibilità rende la cucina accessibile a tutti, dal principiante al cuoco più esperto.

Risparmio di tempo e denaro

Questo approccio non solo rende la cucina più efficiente, ma contribuisce anche a un benessere generale, riducendo lo stress legato alla preparazione dei pasti e promuovendo scelte alimentari economicamente sostenibili.

La programmazione gioca un ruolo chiave: anticipare i pasti per la settimana riduce il tempo speso ogni giorno per decidere cosa cucinare. Parallelamente, il risparmio economico si manifesta attraverso una pianificazione oculata degli acquisti, prevedendo cosa cucinare attraverso scelte mirate, evitando spese impulsive e riducendo gli sprechi.

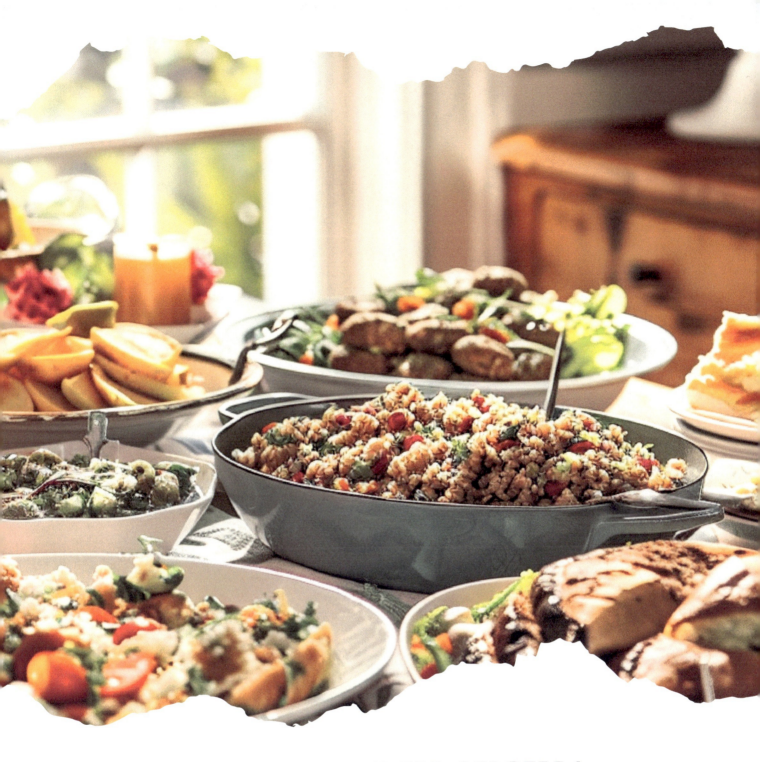

IL BENESSERE IN CUCINA: SEMPLICITÀ, VELOCITÀ E GUSTO PER LA TUA FAMIGLIA

AUTUNNO-INVERNO

COLAZIONI

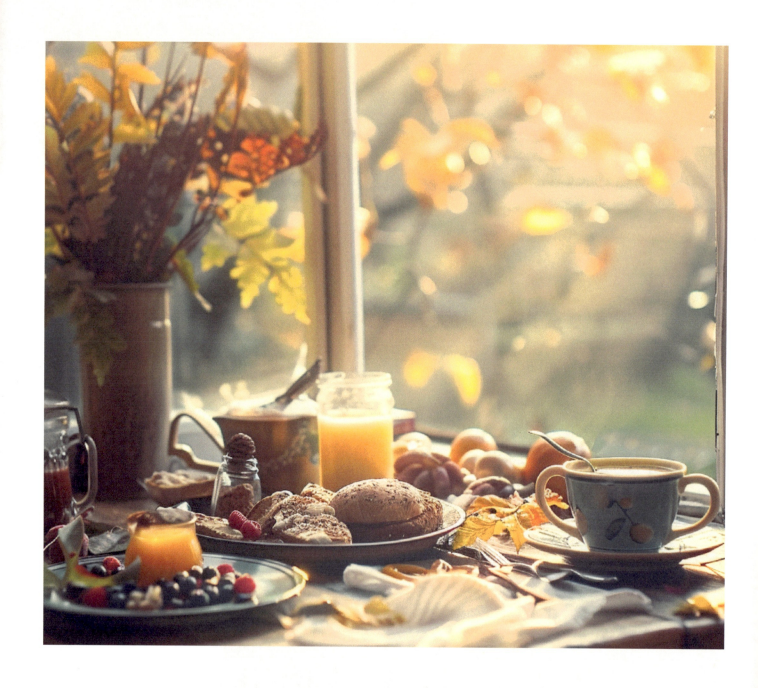

ENERGIA E SAPORI

IN 10 MINUTI

PANCAKE INTEGRALI ALLE MELE

PREPARAZIONE　　COTTURA　　PORZIONI
5 MINUTI　　10 MINUTI　　2

INGREDIENTI

- ☐ 120g farina integrale
- ☐ 1 cucchiaino di lievito in polvere
- ☐ 120 ml di latte
- ☐ mela grattugiata (circa 150g)
- ☐ 1 uovo
- ☐ 1 cucchiaino di cannella
- ☐ burro per ungere la padella
- ☐ 1-2 cucchiaini di miele o sciroppo d'acero (opzionale)
- ☐ ½ mela tagliata a fette

INDICAZIONI

1. In una ciotola, mescola la farina integrale, il lievito, il latte, la mela grattugiata, l'uovo e la cannella fino ad ottenere un composto omogeneo.
2. Riscalda una padella antiaderente e ungi con un po' di burro.
3. Versa 1/4 dell'impasto nella padella e cuoci da entrambi i lati fino a doratura.
4. Ripeti il procedimento fino ad esaurire il composto.
5. Servi con fette di mela fresca come guarnizione e 1-2 cucchiaini di Miele o sciroppo d'acero a piacere.

VALORI NUTRIZIONALI

Calorie: 320 Kcal | Carboidrati: 40g | Proteine: 12g | Grassi: 10g

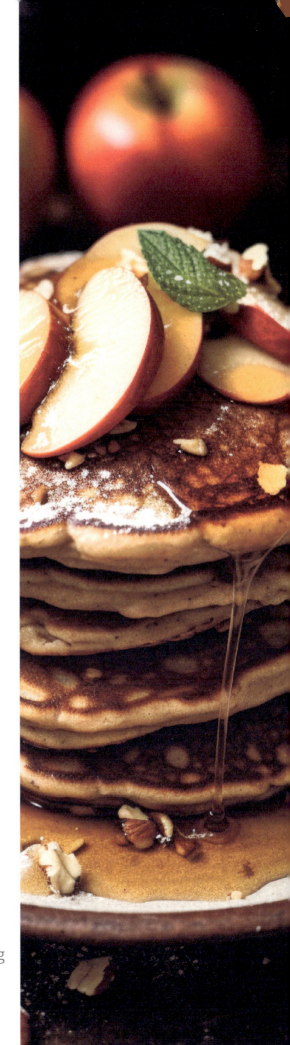

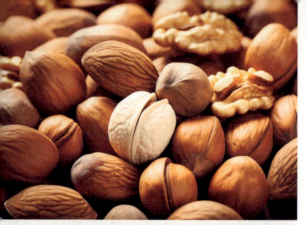

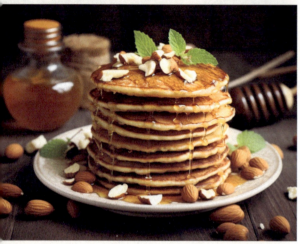

PANCAKE INTEGRALI CON MIELE E FRUTTA SECCA

PREPARAZIONE COTTURA PORZIONI
3 MINUTI 10 MINUTI 2

INDICAZIONI

1. In una ciotola, mescola la farina integrale, il lievito, l'uovo e il latte fino a ottenere una pastella omogenea.
2. Scalda una padella antiaderente e ungi con un po' di burro.
3. Versa 1/4 dell'impasto formando pancake e cuoci da entrambi i lati fino a doratura.
4. Ripeti il procedimento fino ad esaurire la pastella.
5. Guarnisci con un filo di miele e una generosa aggiunta di frutta secca mista.
6. Servi e gusta!

INGREDIENTI

- [ ] 120g di farina integrale
- [ ] 1 cucchiaino di lievito in polvere
- [ ] 1 uovo
- [ ] 120 ml di latte
- [ ] 2 cucchiai di miele
- [ ] Burro per ungere la padella
- [ ] Mix di frutta secca (noci, mandorle, nocciole) per guarnire

VALORI NUTRIZIONALI

Calorie: 400 Kcal | Carboidrati: 50g
Proteine: 12g | Grassi: 15g

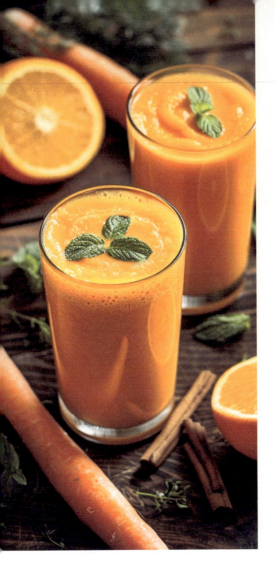

SMOOTHIE CAROTE E ARANCIA

PREPARAZIONE
5 MINUTI

COTTURA
/

PORZIONI
2

INGREDIENTI

- ☐ 128g di carote tagliate a pezzi
- ☐ 1 arancia, sbucciata e tagliata a pezzi
- ☐ 1 banana matura
- ☐ ½ tazza di yogurt greco
- ☐ 1 cucchiaino di miele (opzionale)
- ☐ Ghiaccio (opzionale)

INDICAZIONI

1. Metti le carote, l'arancia, la banana e lo yogurt greco nel frullatore.
2. Aggiungi il miele se desideri un tocco di dolcezza.
3. Frulla gli ingredienti fino a ottenere una consistenza cremosa.
4. Versa lo smoothie in un bicchiere e goditi questa bevanda vitaminica e nutriente.

NOTA:

Se Preferisci uno smoothie più fresco puoi aggiungere del ghiaccio nel passaggio 3

VALORI NUTRIZIONALI

Calorie: 120 Kcal | Carboidrati: 26g | Proteine: 3g | Grassi: 1g

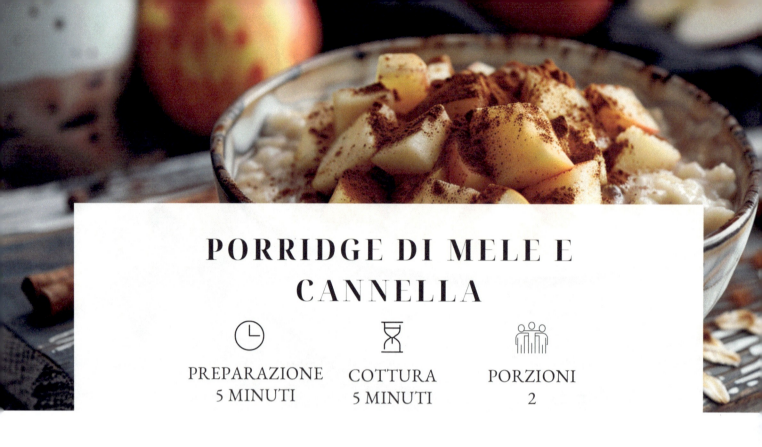

PORRIDGE DI MELE E CANNELLA

PREPARAZIONE 5 MINUTI   **COTTURA** 5 MINUTI   **PORZIONI** 2

INGREDIENTI

- ☐ 50g di fiocchi d'avena
- ☐ 240ml di latte (o bevanda vegetale)
- ☐ 1 mela (tagliata a cubetti)
- ☐ 1 cucchiaino di cannella
- ☐ Noci tritate per guarnire (opzionale)

INDICAZIONI

1. In una pentola, porta a ebollizione il latte.
2. Aggiungi i fiocchi d'avena, la mela a cubetti e la cannella.
3. Cuoci a fuoco medio-basso, mescolando costantemente per 5 minuti o fino a quando il porridge raggiunge la consistenza desiderata.
4. Versa il porridge in una ciotola e, se lo desideri, guarnisci con noci tritate.

VALORI NUTRIZIONALI

Calorie: 320 kcal | Carboidrati: 60g | Proteine: 6g | Grassi: 7g

MUG CAKE AL CAFFÈ E NOCI

INGREDIENTI

- ☐ 4 cucchiai di farina
- ☐ ¼ cucchiaino di lievito in polvere
- ☐ 1 cucchiaio di caffè solubile
- ☐ 3 cucchiai di latte
- ☐ 2 cucchiai di olio vegetale
- ☐ Una presa di sale
- ☐ Noci fresche (quantità a piacere, tritate grossolanamente) o 2 cucchiai di noci tritate
- ☐ 3 cucchiai di zucchero o in alternativa Stevia o altro dolcificante senza zucchero (quantità a piacere, seguendo le indicazioni sulla confezione)

PREPARAZIONE
5 MINUTI

COTTURA
1-2 MINUTI

PORZIONI
2

INDICAZIONI

1. In una tazza da microonde, mescola la farina, lo zucchero, il lievito, il caffè solubile e il sale.
2. Aggiungi il latte, l'olio vegetale e mescola bene.
3. Incorpora le noci tritate nel composto.
4. Cuoci nel forno a microonde per circa 1-2 minuti o fino a quando il Mug cake è gonfio e cotto al centro.
5. Lascia raffreddare per un minuto, quindi goditi il tuo Mug cake al caffè e noci.

VALORI NUTRIZIONALI

Calorie: 250 Kcal | Carboidrati: 25g | Proteine: 6g | Grassi: 15g

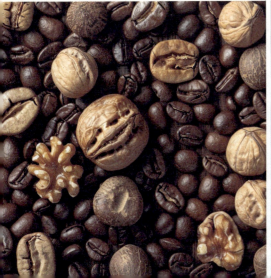
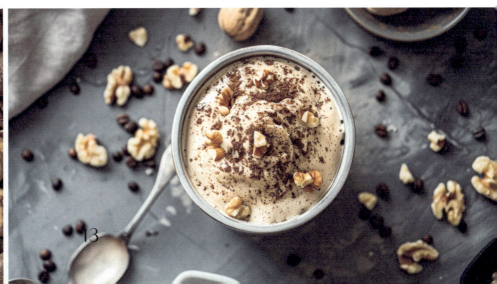

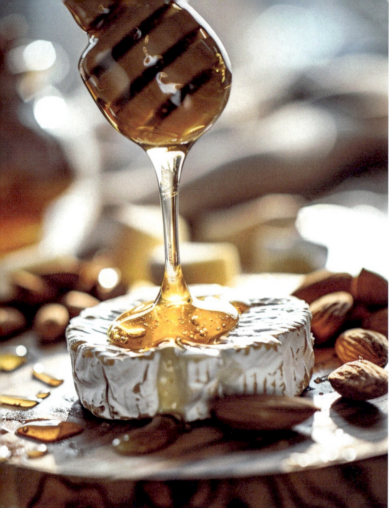

TOAST CAPRINO CON MIELE E MANDORLE

PREPARAZIONE
5 MINUTI

COTTURA
5 MINUTI

PORZIONI
2

INGREDIENTI

- ☐ 4 fette di pane multicereali
- ☐ 100g di formaggio di capra
- ☐ Miele a piacere
- ☐ 2 cucchiai di mandorle tritate
- ☐ Foglioline di timo fresco

INDICAZIONI

1. Tosta le fette di pane.
2. Stendi il formaggio di capra su ogni fetta di pane tostato.
3. Aggiungi il miele e le mandorle tritate su ciascuna fetta.
4. Completa con le foglioline di timo fresco.

VALORI NUTRIZIONALI

Calorie: 350 Kcal | Carboidrati: 35g
Proteine: 12g | Grassi: 18g

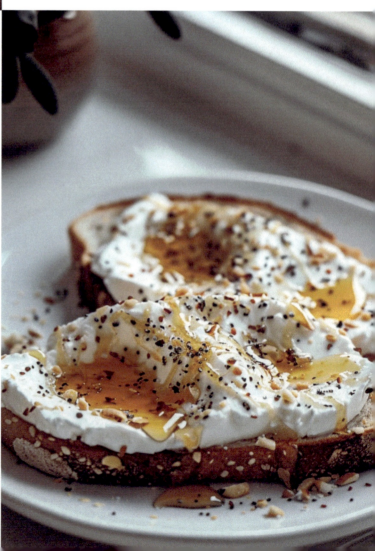

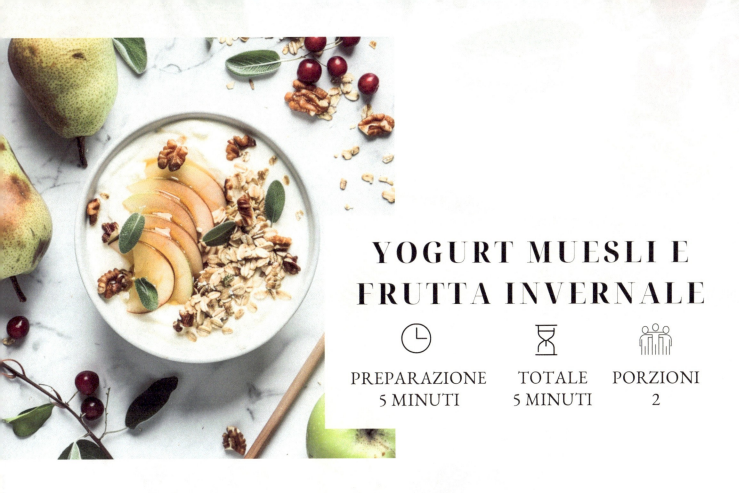

YOGURT MUESLI E FRUTTA INVERNALE

PREPARAZIONE
5 MINUTI

TOTALE
5 MINUTI

PORZIONI
2

INGREDIENTI

- [ ] 1 mela, tagliata a pezzi
- [ ] 1 pera, tagliata a pezzi
- [ ] Miele, a piacere
- [ ] 1 tazza di yogurt greco naturale
- [ ] ½ tazza di muesli invernale (controlla l'etichetta per assicurarti che contenga ingredienti stagionali come avena, noci, semi, frutta secca, ecc.)

INDICAZIONI

1. Dividi il muesli invernale tra due ciotole.
2. Aggiungi mezza tazza di yogurt greco naturale in ciascuna ciotola.
3. Distribuisci uniformemente pezzi di mela e pera sulla superficie del muesli in ogni ciotola.
4. Se lo desideri, completa con un filo di miele per dolcificare.
5. Mescola delicatamente gli ingredienti nella tua ciotola prima di gustare.

VALORI NUTRIZIONALI

Calorie: 250 kcal | Carboidrati: 40g

Proteine: 12g | Grassi: 6g

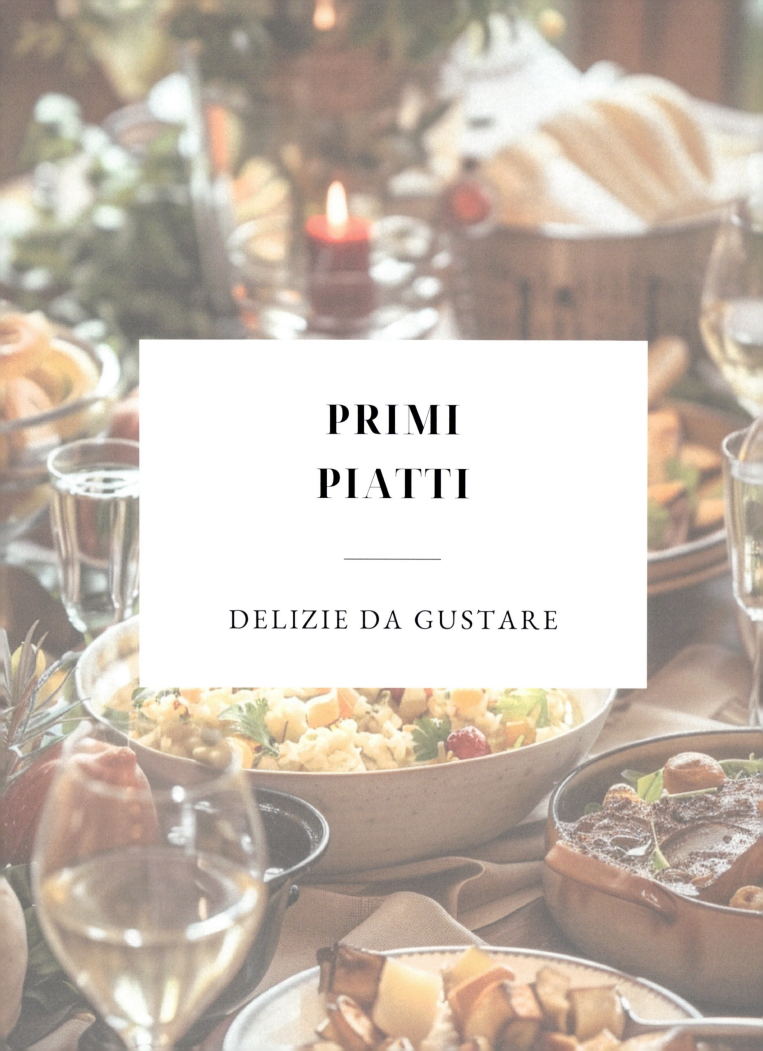

PRIMI PIATTI

DELIZIE DA GUSTARE

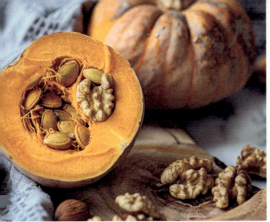
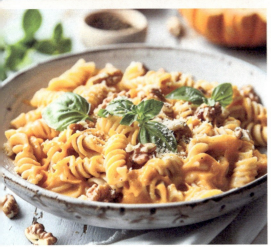

PASTA CON CREMA DI ZUCCA E NOCI

PREPARAZIONE
5 MINUTI

COTTURA
9-11 MINUTI

PORZIONI
2

INDICAZIONI

1. Portare ad ebollizione una pentola di acqua salata, poi cuocere la pasta seguendo le istruzioni sulla confezione.
2. Nel frattempo che l'acqua bolle, in una padella, scaldare l'olio d'oliva e far rosolare l'aglio.
3. Aggiungere la zucca a cubetti e cuocere per circa 5-7 minuti fino a quando diventa morbida.
4. Schiacciare la zucca con una forchetta o un frullatore ad immersione per ottenere una crema.
5. Aggiungere le noci tritate alla crema di zucca e mescolare bene.
6. Condire la pasta con la crema e, se necessario, aggiustare di sale e pepe.
7. Guarnire con basilico fresco e servire.

INGREDIENTI

- ☐ 200g di pasta (preferibilmente integrale)
- ☐ 150g di zucca, tagliata a cubetti
- ☐ 30g di noci, tritate
- ☐ 1 spicchio d'aglio, tritato
- ☐ 2 cucchiai di olio d'oliva
- ☐ Sale e pepe q.b.
- ☐ Basilico o Prezzemolo fresco, tritato (opzionale)

VALORI NUTRIZIONALI

Calorie: 480 Kcal | Carboidrati: 65g
Proteine: 10g | Grassi: 20g

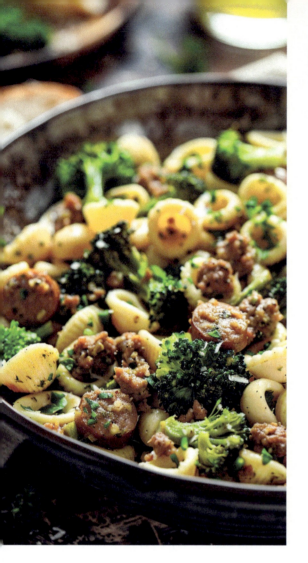

ORECCHIETTE BROCCOLI E SALSICCIA

 PREPARAZIONE 5 MINUTI

 COTTURA 6 MINUTI

 PORZIONI 2

INGREDIENTI

- ☐ 200g di orecchiette
- ☐ 150g di broccoli, divisi in cimette
- ☐ 2 salsicce spellate
- ☐ 2 cucchiai di olio d'oliva
- ☐ 2 spicchi d'aglio, tritati
- ☐ Sale e pepe q.b.
- ☐ Parmigiano grattugiato
- ☐ Peperoncino rosso (opzionale)

INDICAZIONI

1. Portare ad ebollizione una pentola di acqua salata, poi cuocere la pasta seguendo le istruzioni sulla confezione.
2. Mentre la pasta cuoce, in una padella, scaldare l'olio d'oliva e rosolare l'aglio e il peperoncino.
3. Aggiungere le salsicce sbriciolate e cuocere fino a doratura.
4. Aggiungere i broccoli e cuocere per altri 3-4 minuti.
5. Scolare la pasta e aggiungerla alla padella con il condimento.
6. Mescolare bene, aggiustare di sale e pepe.
7. Guarnire con parmigiano grattugiato e servire.

VALORI NUTRIZIONALI

Calorie: 550 Kcal | Carboidrati: 65g | Proteine: 18g | Grassi: 25g

FARFALLE ALLA CREMA DI CASTAGNE E SALSICCIA

INGREDIENTI

- ☐ 200g di farfalle
- ☐ 150g di castagne lessate e pelate
- ☐ 150g di salsiccia, spellata e sbriciolata
- ☐ 1 cipolla, tritata
- ☐ 2 cucchiai di olio d'oliva
- ☐ ½ bicchiere di brodo di carne
- ☐ Timo fresco, tritato
- ☐ Sale e pepe q.b.
- ☐ Noci tostate, tritate (opzionale)

PREPARAZIONE 5 MINUTI   **COTTURA** 10 MINUTI   **PORZIONI** 2

INDICAZIONI

1. Cuocere le farfalle in acqua salata seguendo le istruzioni sulla confezione.
2. Nel frattempo, in una padella, scaldare l'olio d'oliva e rosolare la cipolla.
3. Aggiungere la salsiccia sbriciolata e cuocere finché diventi dorata.
4. Aggiungere le castagne e il brodo di carne e cuocere per 2-3 minuti.
5. Schiacciare alcune castagne con una forchetta per creare una crema, lasciandone altre intere per consistenza.
6. Scolare le farfalle e aggiungerle alla padella con il condimento. Mescolare bene.
7. Condire con timo, sale e pepe. Servire con noci tostate se desiderato.

VALORI NUTRIZIONALI

Calorie: 580 Kcal | Proteine: 20g
Carboidrati: 65g | Grassi: 28g

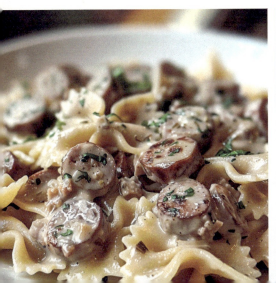
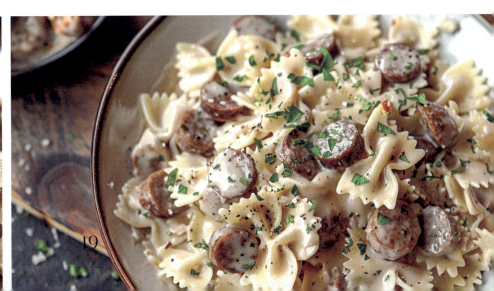

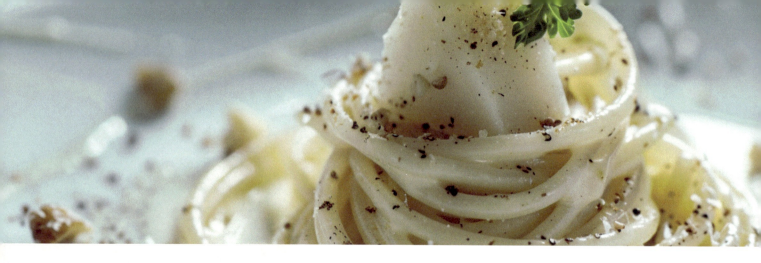

SPAGHETTI CON CREMA DI RAPA BIANCA E NOCI

INGREDIENTI

- [ ] 200g di spaghetti integrali
- [ ] 1 rapa bianca, sbucciata e tagliata a cubetti
- [ ] 50g di noci, tritate
- [ ] 2 cucchiai di olio d'oliva
- [ ] 2 spicchi d'aglio, tritati
- [ ] ½ bicchiere di brodo vegetale
- [ ] Pecorino grattugiato
- [ ] Sale e pepe q.b.
- [ ] Prezzemolo fresco, tritato (opzionale)

PREPARAZIONE 5 MINUTI **COTTURA** 10-11 MINUTI **PORZIONI** 2

INDICAZIONI

1. Cuocere gli spaghetti integrali in acqua salata seguendo le istruzioni sulla confezione.
2. Nel frattempo, in una padella, scaldare l'olio d'oliva e rosolare l'aglio.
3. Aggiungere la rapa bianca a cubetti e cuocere per 4-5 minuti fino a quando è tenera.
4. Aggiungere il brodo vegetale e cuocere per altri 2-3 minuti.
5. Frullare la rapa con il brodo fino a ottenere una crema.
6. Scolare gli spaghetti e aggiungerli alla padella con la crema di rapa. Mescolare bene.
7. Condire con noci tritate, pecorino grattugiato, sale e pepe. Servire con prezzemolo fresco se desiderato.

VALORI NUTRIZIONALI

Calorie: 500 Kcal | Proteine: 12g
Carboidrati: 65g | Grassi: 20g

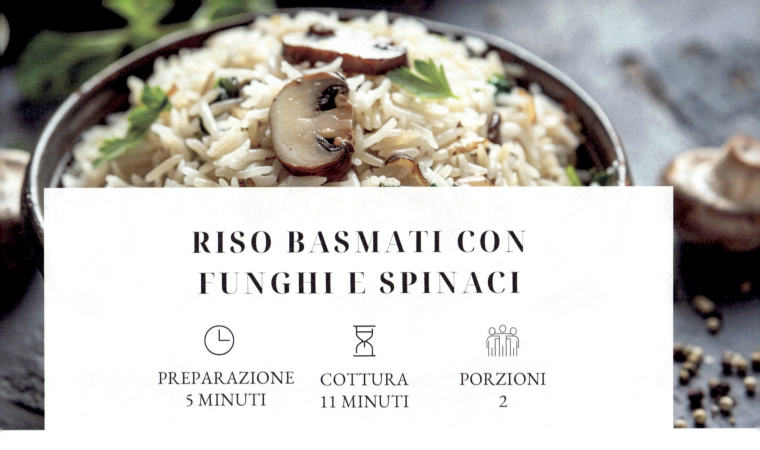

RISO BASMATI CON FUNGHI E SPINACI

PREPARAZIONE 5 MINUTI | **COTTURA** 11 MINUTI | **PORZIONI** 2

INGREDIENTI

- 200g di riso basmati
- 150g di funghi misti, affettati
- 2 manciate di spinaci freschi
- 1 cucchiaio di burro
- ½ bicchiere di brodo vegetale
- Sale e pepe q.b.
- Parmigiano reggiano grattugiato (opzionale)

INDICAZIONI

1. Cuocere il riso basmati seguendo le istruzioni sulla confezione.
2. In una padella, sciogliere il burro e cuocere i funghi fino a quando sono dorati.
3. Aggiungere gli spinaci e cuocere finché appassiti.
4. Aggiungere il riso e il brodo vegetale, mescolare bene.
5. Condire con sale, pepe e, se desiderato, parmigiano reggiano.
6. Servire e gustare!

VALORI NUTRIZIONALI

Calorie: 530 Kcal | Carboidrati: 95g | Proteine: 10g | Grassi: 12g

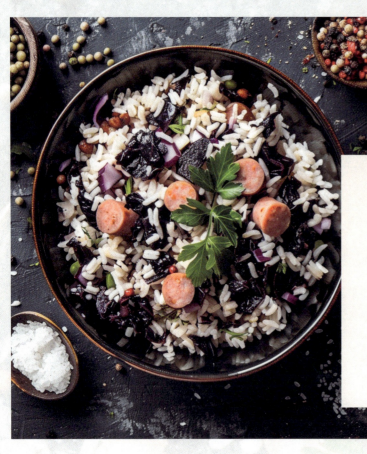

RISO BASMATI CON CAVOLO NERO E SALSICCIA

PREPARAZIONE　　COTTURA　　PORZIONI
5 MINUTI　　11 MINUTI　　2

INGREDIENTI

- ☐ 200g di riso basmati
- ☐ 150g di cavolo nero, tagliato a strisce
- ☐ 150g di salsiccia, spellata e sbriciolata
- ☐ 1 cucchiaio di olio d'oliva
- ☐ ½ tazza di brodo vegetale
- ☐ Sale e pepe q.b.
- ☐ Peperoncino rosso (opzionale)

INDICAZIONI

1. Cuocere il riso basmati seguendo le istruzioni sulla confezione.
2. In una padella, scaldare l'olio d'oliva e cuocere la salsiccia fino a quando è dorata.
3. Aggiungere il cavolo nero e cuocere per 2-3 minuti.
4. Aggiungere il riso e il brodo vegetale, mescolare bene.
5. Condire con peperoncino rosso (se desiderato), sale e pepe.

VALORI NUTRIZIONALI

Calorie: 570 Kcal | Carboidrati: 80g | Proteine: 14g | Grassi: 22g

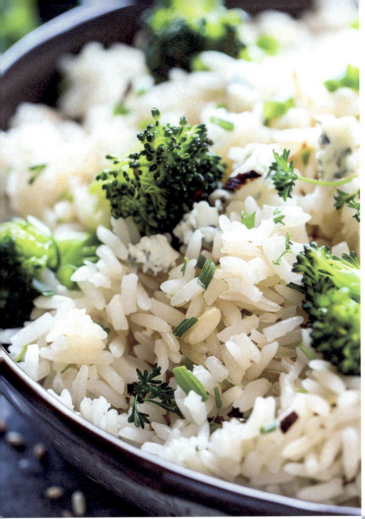

RISO BASMATI CON BROCCOLI E GORGONZOLA

PREPARAZIONE
5 MINUTI

COTTURA
11 MINUTI

PORZIONI
2

INGREDIENTI

- ☐ 200g di riso basmati
- ☐ 150g di broccoli, divisi in cimette
- ☐ 50g di gorgonzola, sbriciolato
- ☐ 1 cucchiaio di olio d'oliva
- ☐ ½ bicchiere di brodo vegetale
- ☐ Noci tostate, tritate (opzionale)
- ☐ Sale e pepe q.b.
- ☐ Prezzemolo fresco, tritato (opzionale)

INDICAZIONI

1. Cuocere il riso basmati seguendo le istruzioni sulla confezione.
2. Nel frattempo, in una padella, scaldare l'olio d'oliva e cuocere i broccoli fino a quando sono teneri.
3. Aggiungere il riso cotto, il gorgonzola e il brodo vegetale. Mescolare bene.
4. Condire con sale, pepe e, se desiderati, noci tostate e prezzemolo fresco.

VALORI NUTRIZIONALI

Calorie: 520 Kcal | Carboidrati: 70g
Proteine: 12g | Grassi: 20g

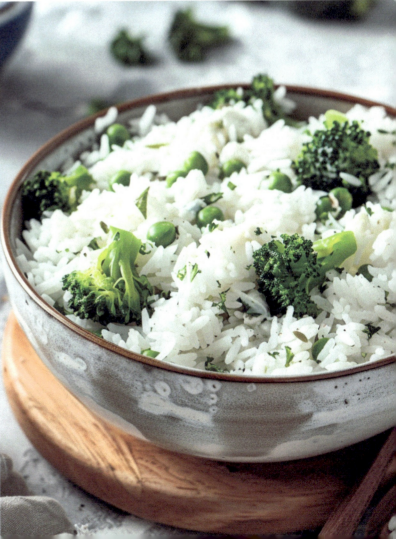

GNOCCHI CON SUGO DI BROCCOLI E RICOTTA

PREPARAZIONE COTTURA PORZIONI
5 MINUTI 5 MINUTI 2

INGREDIENTI

- ☐ 500g di gnocchi di patate (già pronti)
- ☐ 150g di broccoli, divisi in cimette
- ☐ ½ tazza di ricotta
- ☐ 2 cucchiai di olio d'oliva
- ☐ Noci tostate, tritate (opzionale)
- ☐ Sale e pepe q.b.

INDICAZIONI

1. Cuocere gli gnocchi in acqua bollente salata seguendo le istruzioni sulla confezione.
2. In una padella, cuocere i broccoli in olio d'oliva per 3-4 minuti, fino a quando sono teneri.
3. Aggiungere la ricotta e mescolare bene.
4. Scolare gli gnocchi con una schiumarola e versarli in padella. Mescolare delicatamente.
5. Condire con sale, pepe e, se desiderate, guarnite con noci tostate.

VALORI NUTRIZIONALI

Calorie: 580 Kcal | Carboidrati: 70g | Proteine: 14g | Grassi: 28g

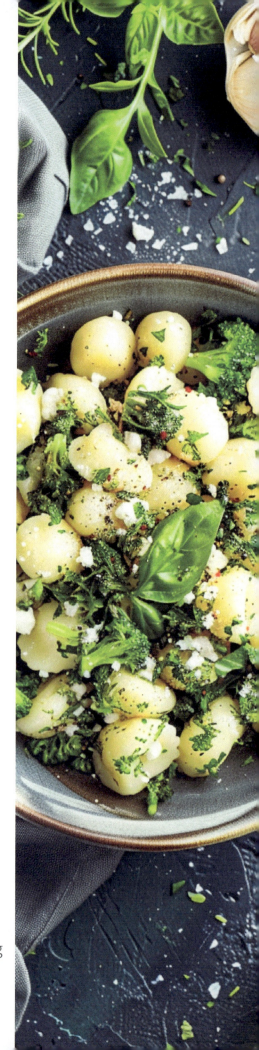

GNOCCHI CON ZUCCA E SALVIA

PREPARAZIONE   **COTTURA**   **PORZIONI**
5 MINUTI   5 MINUTI   2

INGREDIENTI

- ☐ 500g di gnocchi di patate (già pronti)
- ☐ 200g zucca, tagliata a cubetti
- ☐ 1 manciata di foglie di salvia fresca
- ☐ 2 cucchiai di burro
- ☐ Parmigiano reggiano grattugiato
- ☐ Sale e pepe q.b.

INDICAZIONI

1. Cuocere gli gnocchi in acqua bollente salata seguendo le istruzioni sulla confezione.
2. Mentre gli gnocchi cuociono, in una padella grande, sciogliere il burro a fuoco medio.
3. Aggiungere i cubetti di zucca nella padella e saltarli per 3-4 minuti o fino a quando sono teneri.
4. Aggiungere le foglie di salvia e saltare per altri 1-2 minuti, finché diventano croccanti.
5. Quando gli gnocchi vengono a galla, scolarli con una schiumarola e aggiungerli direttamente nella padella con la zucca e la salvia.
6. Mescolare bene per garantire che gli gnocchi siano ben rivestiti della salsa.
7. Condire con sale e pepe a piacere.
8. Cospargere gli gnocchi con una generosa spolverata di parmigiano reggiano grattugiato.
9. Servire e gustare!

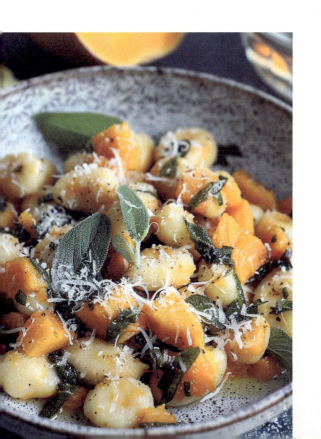

VALORI NUTRIZIONALI

Calorie: 550 Kcal | Carboidrati: 70g

Proteine: 10g | Grassi: 24g

GNOCCHI CON PESTO DI SPINACI E NOCI

PREPARAZIONE
5 MINUTI

COTTURA
5 MINUTI

PORZIONI
2

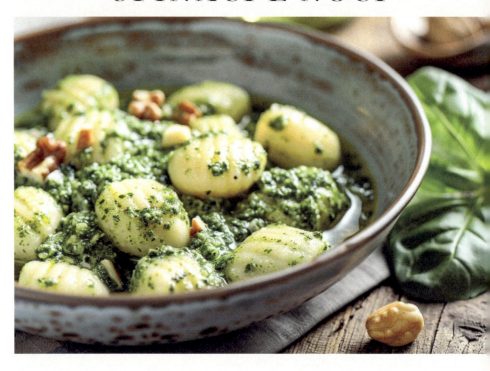

INGREDIENTI

- 500g di gnocchi di patate (già pronti)
- 150g di spinaci freschi, lavati e tritati
- 65g di noci, tostate e tritate
- 20g di Parmigiano reggiano grattugiato
- 60g di olio d'oliva
- 1 spicchio d'aglio
- Sale e pepe q.b.

INDICAZIONI

1. Cuocere gli gnocchi in acqua bollente salata seguendo le istruzioni sulla confezione.
2. Mentre gli gnocchi cuociono, preparare il pesto: in un frullatore, combinare gli spinaci, le noci, il Parmigiano reggiano, l'aglio, l'olio, sale e pepe. Frullare fino a ottenere una consistenza omogenea.
3. Scolare gli gnocchi con una schiumarola e aggiungerli in una ciotola.
4. Versare il pesto di spinaci e noci sugli gnocchi e mescolare bene.
5. Servire immediatamente.

VALORI NUTRIZIONALI

Calorie: 550 Kcal | Carboidrati: 65g | Proteine: 12g | Grassi: 26g

PREPARAZIONE
5 MINUTI

COTTURA
5 MINUTI

PORZIONI
2

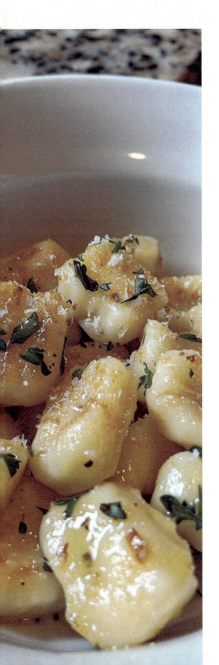

GNOCCHI CON SALSA AL LIMONE E CACIO E PEPE AI CARCIOFI

INGREDIENTI

- 500g di gnocchi di patate (già pronti)
- 200g di cuori di carciofo, tagliati a pezzetti
- 2 cucchiai di burro
- Succo e scorza di 1 limone
- 60g di Pecorino Romano grattugiato
- Pepe nero
- Sale (se necessario)

INDICAZIONI

1. Cuocere gli gnocchi in acqua bollente salata seguendo le istruzioni sulla confezione.
2. Mentre gli gnocchi cuociono, in una padella, sciogliere il burro e cuocere i cuori di carciofo fino a doratura.
3. Aggiungere il succo e la scorza di limone nella padella e mescolare bene.
4. Scolare gli gnocchi e aggiungerli alla padella. Mescolare fino a quando sono ben rivestiti della salsa.
5. Aggiungere il Pecorino Romano grattugiato e pepe nero a piacere.
6. Condire con sale se necessario.
7. Servire immediatamente.

VALORI NUTRIZIONALI

Calorie: 540 Kcal | Carboidrati: 65g Proteine: 12g | Grassi: 26g

SECONDI PIATTI

SEMPLICITA' NUTRIENTE

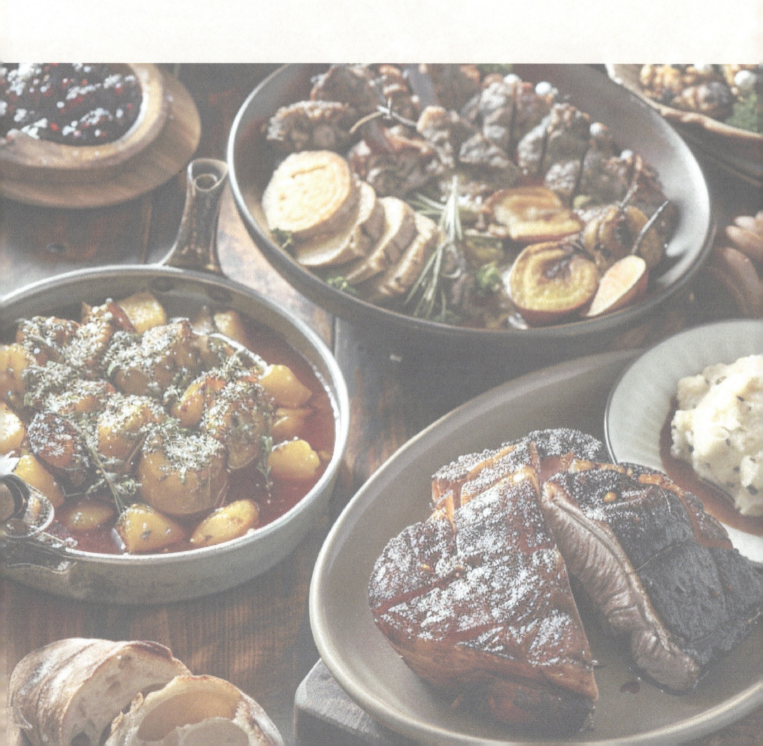

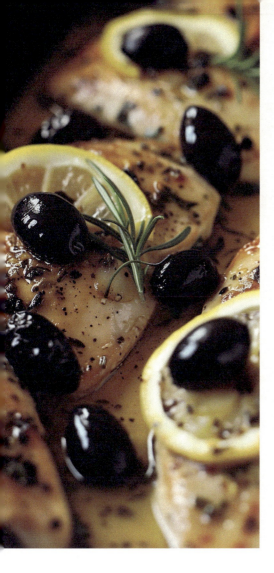

POLLO AL LIMONE CON OLIVE NERE

 PREPARAZIONE
5 MINUTI

 COTTURA
10 MINUTI

PORZIONI
2

INGREDIENTI

- ☐ 2 petti di pollo
- ☐ Succo di 1 limone
- ☐ 75g di olive nere, snocciolate
- ☐ 2 cucchiai di prezzemolo fresco, tritato
- ☐ Sale e pepe q.b.
- ☐ Olio d'oliva

INDICAZIONI

1. Disporre i petti di pollo in un piatto e condirli con sale, pepe e succo di limone.
2. In una padella, scaldare l'olio d'oliva a fuoco medio-alto.
3. Cuocere i petti di pollo per 4-5 minuti per lato finché risulteranno dorati e completamente cotti.
4. Durante gli ultimi 2 minuti di cottura del pollo, aggiungere le olive nere nella padella
5. Spolverare con prezzemolo fresco tritato e servire caldo.

VALORI NUTRIZIONALI

Calorie: 224 Kcal | Proteine: 27g | Carboidrati: 3g | Grassi: 13g

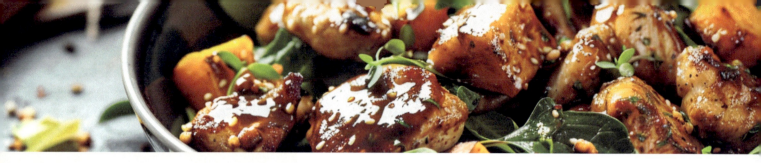

POLLO BALSAMICO CON ZUCCA E SPINACI

 PREPARAZIONE 5 MINUTI   **COTTURA** 5 MINUTI   **PORZIONI** 2

INGREDIENTI

- ☐ 2 petti di pollo
- ☐ 150g di zucca, tagliata a cubetti
- ☐ 200g di spinaci freschi
- ☐ 2 cucchiai di aceto balsamico
- ☐ 2 cucchiai di olio d'oliva
- ☐ 1 spicchio d'aglio, tritato
- ☐ Sale e pepe q.b.

INDICAZIONI

1. Disporre i petti di pollo in un piatto e condirli con sale, pepe e metà dell'aceto balsamico.
2. In una padella grande, scaldare l'olio d'oliva a fuoco medio.
3. Cuocere i petti di pollo per 3-4 minuti per lato o fino a quando sono dorati e completamente cotti.
4. Aggiungere i cubetti di zucca nella padella e cuocere per 2 minuti.
5. Aggiungere gli spinaci freschi e l'aglio tritato nella padella. Cuocere per altri 2 minuti, mescolando bene.
6. Versare il resto dell'aceto balsamico sulla preparazione e mescolare.
7. Verificare la cottura della zucca (deve essere tenera ma ancora croccante).
8. Servire il pollo sopra gli spinaci e la zucca.

VALORI NUTRIZIONALI

Calorie: 400 Kcal | Proteine: 40g
Carboidrati: 20g | Grassi: 18g

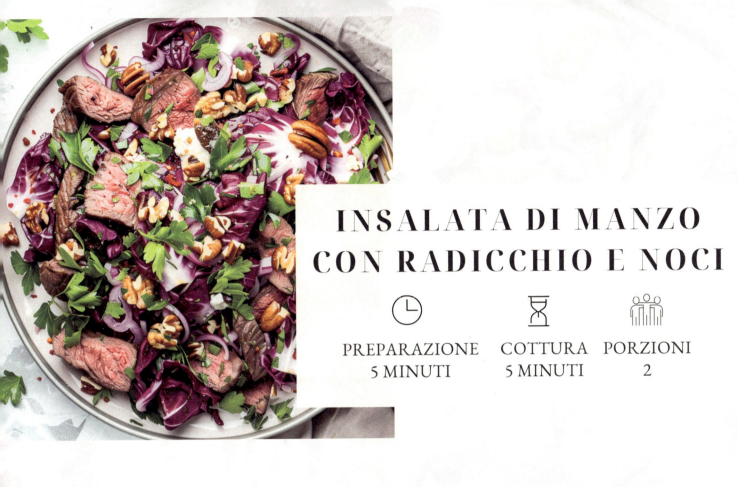

INSALATA DI MANZO CON RADICCHIO E NOCI

PREPARAZIONE 5 MINUTI | **COTTURA** 5 MINUTI | **PORZIONI** 2

INGREDIENTI

- ☐ 300g di fettine di manzo (adatte per insalata)
- ☐ 120g di radicchio, tagliato a strisce
- ☐ 60g di noci, tostate e tritate
- ☐ 2 cucchiai di olio d'oliva
- ☐ 1 cucchiaio di aceto di vino rosso
- ☐ Sale e pepe q.b.

INDICAZIONI

1. Condire le fettine di manzo con sale e pepe.
2. In una padella, scaldare l'olio d'oliva a fuoco medio.
3. Cuocere le fettine di manzo per 2-3 minuti per lato.
4. In una ciotola, combinare il radicchio con le noci tostate.
5. Disporre le fettine di manzo sulla base dell'insalata.
6. Spruzzare con aceto di vino rosso e servire.

VALORI NUTRIZIONALI

Calorie: 420 Kcal | Proteine: 35g | Carboidrati: 5g | Grassi: 28g

SALSICCIA CON BROCCOLI

 PREPARAZIONE 5 MINUTI

 COTTURA 10 MINUTI

 PORZIONI 2

INGREDIENTI

- ☐ 300g di salsiccia, tagliata a rondelle
- ☐ 150g di broccoli, divisi in cimette
- ☐ 2 cucchiai di olio d'oliva
- ☐ 1 spicchio d'aglio, tritato
- ☐ Sale e pepe q.b.
- ☐ Paprika e pepe rosso (opzionali per aromatizzare)

INDICAZIONI

1. In una pentola d'acqua bollente, cuocere le cimette di broccoli per 2-3 minuti o fino a quando sono tenere ma ancora croccanti. Scolale e mettile da parte.
2. In una padella grande, scaldare l'olio d'oliva a fuoco medio.
3. Aggiungere le rondelle di salsiccia e cuoci per 3-4 minuti finché sono dorate.
4. Aggiungere le cimette di broccoli e l'aglio tritato nella padella e cuoci per altri 2-3 minuti.
5. Condire con sale, pepe, paprika e pepe rosso (se desiderato). Mescolare bene per distribuire gli aromi.
6. Assicurarsi che i broccoli siano al dente e il tutto sia ben riscaldato.
7. Servire immediatamente.

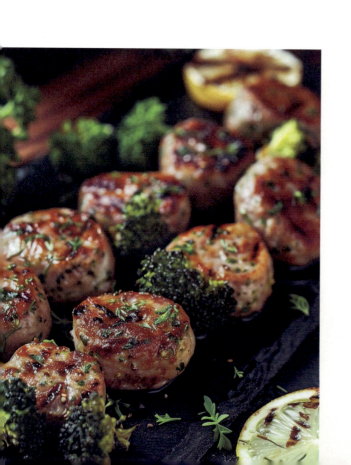

VALORI NUTRIZIONALI

Calorie: 597 Kcal | Proteine: 17g
Carboidrati: 6g | Grassi: g

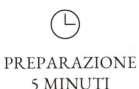

**PREPARAZIONE
5 MINUTI**

**COTTURA
5 MINUTI**

**PORZIONI
2**

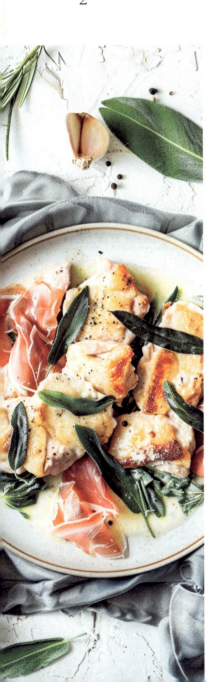

SALTIMBOCCA DI MAIALE CON SALVIA E PROSCIUTTO

INGREDIENTI

- ☐ 300g di fettine di lonza di maiale
- ☐ Foglie di salvia fresca
- ☐ Fette di prosciutto crudo
- ☐ 2 cucchiai di burro
- ☐ ½ tazza di vino bianco
- ☐ Sale e pepe q.b.

INDICAZIONI

1. Condire le fettine di lonza con sale e pepe.
2. Ponete al centro di ogni fetta di lonza il prosciutto crudo e una foglia di salvia, infilzate con uno stuzzicadenti la carne, il prosciutto e la salvia.
3. In una padella, scaldare il burro a fuoco medio.
4. Cuocere le fettine di lonza per 2-3 minuti per lato.
5. Sfumare con il vino bianco e cuocere finché il vino si riduce leggermente.
6. Servire le fettine di lonza con la salsa di vino, salvia e prosciutto.

VALORI NUTRIZIONALI

Calorie: 380 Kcal | Proteine: 25g | Carboidrati: 5g | Grassi: 28g

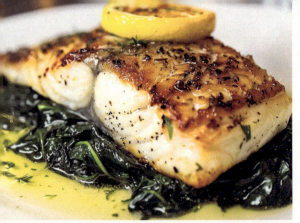
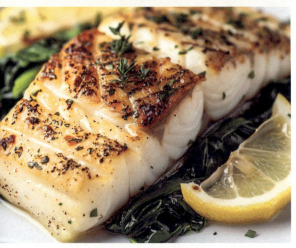

BRANZINO AL LIMONE CON SPINACI

| PREPARAZIONE | COTTURA | PORZIONI |
| 5 MINUTI | 5 MINUTI | 2 |

INDICAZIONI

1. In un piatto, condire i filetti di branzino con sale, pepe e paprika (se desiderato).
2. In una padella antiaderente, scaldare l'olio d'oliva a fuoco medio.
3. Posizionare le fette di limone sul fondo della padella.
4. Adagiare i filetti di branzino sopra le fette di limone.
5. Coprire il tutto con gli spinaci freschi.
6. Coprire la padella e cuocere per 5 minuti o fino a quando il branzino è cotto e gli spinaci sono appena appassiti.
7. Servire il branzino con gli spinaci e le fette di limone.

INGREDIENTI

- ☐ 2 filetti di branzino
- ☐ 1 limone, fette sottili
- ☐ 2 manciate di spinaci freschi
- ☐ 2 cucchiai di olio d'oliva
- ☐ Sale e pepe q.b.
- ☐ Paprika (opzionale per aromatizzare)

VALORI NUTRIZIONALI

Calorie: 240 Kcal | Proteine: 21g | Carboidrati: 5g | Grassi: 16g

SALMONE CON BROCCOLI E MANDORLE

PREPARAZIONE 5 MINUTI **COTTURA** 5 MINUTI **PORZIONI** 2

INGREDIENTI

- ☐ 2 filetti di salmone
- ☐ 150g di broccoli, divisi in cimette
- ☐ 30g di mandorle a lamelle
- ☐ 1 limone, succo
- ☐ 2 cucchiai di olio d'oliva
- ☐ Sale e pepe q.b.
- ☐ Prezzemolo fresco, tritato (opzionale per guarnire)

INDICAZIONI

1. Condire i filetti di salmone con sale, pepe e spruzzo di succo di limone.
2. In una padella, scaldare l'olio d'oliva a fuoco medio.
3. Cuocere i filetti di salmone per 2-3 minuti per lato o fino a cottura desiderata.
4. Aggiungere le cimette di broccoli nella padella e cuocere per altri 2 minuti.
5. Aggiungere le mandorle a lamelle e farle tostare per 1-2 minuti.
6. Spruzzare il rimanente succo di limone sopra il salmone e i broccoli.
7. Servire il salmone con i broccoli e le mandorle.
8. Guarnire con prezzemolo fresco, se desiderato.

VALORI NUTRIZIONALI

Calorie: 450 Kcal | Proteine: 35g
Carboidrati: 10g | Grassi: 30g

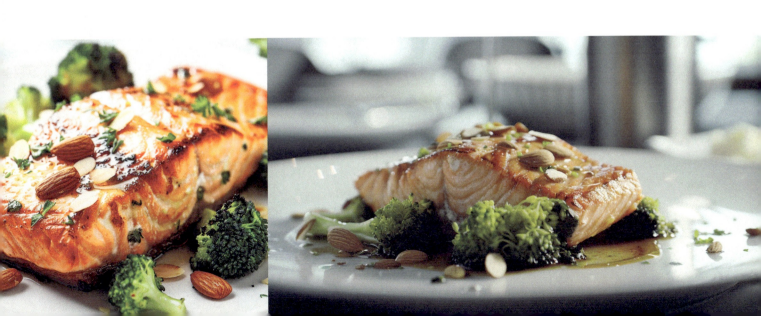

SALMONE ALL'ARANCIA E ZUCCA ARROSTITA

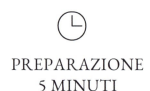

PREPARAZIONE
5 MINUTI

COTTURA
5 MINUTI

PORZIONI
2

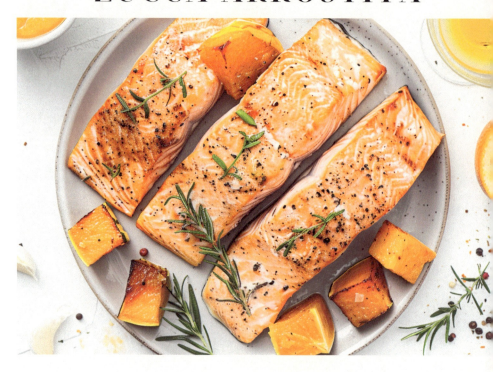

INGREDIENTI

- ☐ 2 filetti di salmone
- ☐ 1 arancia, succo
- ☐ 150g di zucca, tagliata a cubetti
- ☐ 2 cucchiai di olio d'oliva
- ☐ Sale e pepe q.b.
- ☐ Rosmarino fresco (opzionale per aromatizzare)

INDICAZIONI

1. Condire i filetti di salmone con sale, pepe e succo di arancia.
2. In una padella, scaldare l'olio d'oliva a fuoco medio.
3. Cuocere i filetti di salmone per 2-3 minuti per lato.
4. Nel frattempo, arrostire i cubetti di zucca nella padella per 5 minuti o fino a quando sono teneri.
5. Servire il salmone con la salsa all'arancia e la zucca arrostita.
6. Guarnire con rosmarino fresco, se desiderato.

VALORI NUTRIZIONALI

Calorie: 400 Kcal | Proteine: 30g
Carboidrati: 20g | Grassi: 25g

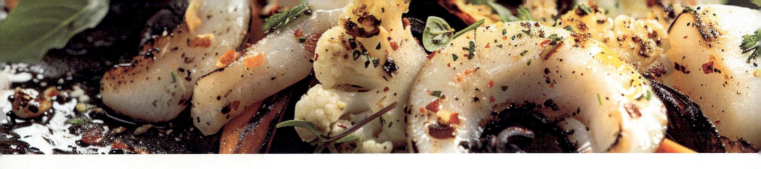

SEPPIE CON VERDURE INVERNALI GRIGLIATE

INGREDIENTI

- [ ] 300g di seppie, pulite e tagliate a strisce
- [ ] 70g di cavolo nero, tagliato a strisce
- [ ] 150g di cavolfiore, diviso in cimette
- [ ] 1 carota, tagliata a fette sottili
- [ ] 2 cucchiai di olio d'oliva
- [ ] Succo di mezzo limone
- [ ] Sale e pepe q.b.
- [ ] 2 spicchi d'aglio, tritati
- [ ] Erbe aromatiche fresche (rosmarino, timo, prezzemolo) per guarnire

PREPARAZIONE
5 MINUTI

COTTURA
5 MINUTI

PORZIONI
2

INDICAZIONI

1. In una ciotola, condire le seppie con olio d'oliva, succo di limone, aglio tritato, sale e pepe.
2. Riscaldare una griglia o una padella a fuoco medio-alto.
3. Grigliare le seppie per 2-3 minuti per lato o fino a quando sono cotte.
4. Nel frattempo, grigliare il cavolo nero, il cavolfiore e le carote fino a quando sono leggermente tenere e marcate dalla griglia.
5. Disporre le seppie grigliate su un piatto da portata.
6. Posizionare le verdure grigliate sopra le seppie.
7. Guarnire con erbe aromatiche fresche.
8. Servire immediatamente.

VALORI NUTRIZIONALI

Calorie: 300 Kcal | Proteine: 25g
Carboidrati: 15g | Grassi: 15g

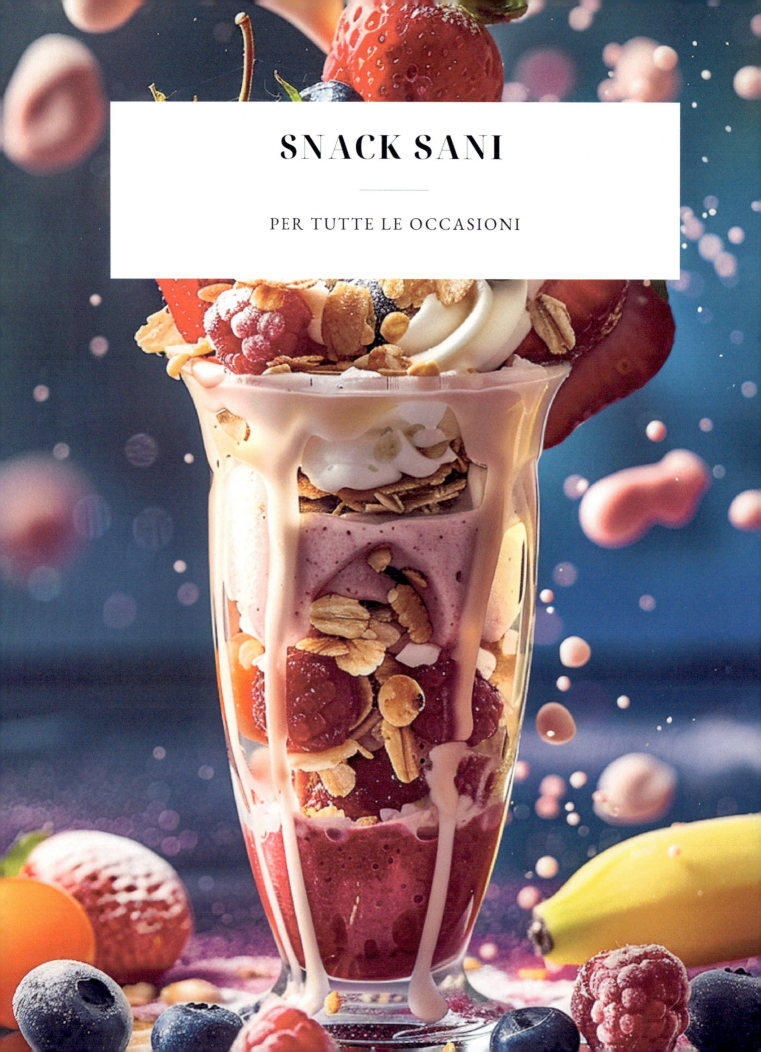

SNACK SANI

PER TUTTE LE OCCASIONI

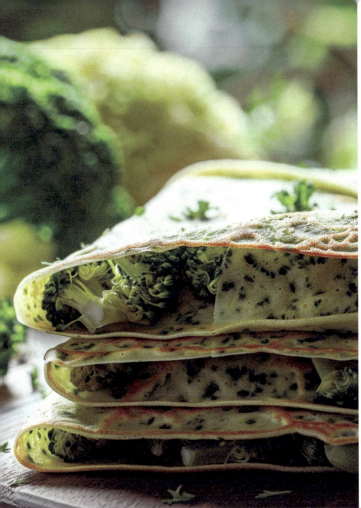

CRÈPES DEL VERDE GIARDINO

PREPARAZIONE
5 MINUTI

COTTURA
5 MINUTI

PORZIONI
2

INGREDIENTI

- ☐ 2 Uova o 120g di albume
- ☐ 200g di Broccoli cotti (potete optare anche per spinaci o zucca)
- ☐ 60g di farina di riso o farina 00
- ☐ 30g di formaggio spalmabile
- ☐ Sale q.b.
- ☐ Broccoli cotti q.b. per farcire

INDICAZIONI

1. In un contenitore, uniamo i broccoli cotti, le uova, la farina e il sale.
2. Frulliamo il tutto fino a ottenere un composto denso e privo di grumi.
3. Riscaldiamo una padella antiaderente e versiamo il composto, cuocendo per 2 minuti per lato.
4. Farciamo con il formaggio spalmabile e i broccoli, pieghiamo la crepes con amore e... buon appetito!

VALORI NUTRIZIONALI

Calorie: 200 Kcal | Carboidrati: 15g
Proteine: 10g | Grassi: 8g

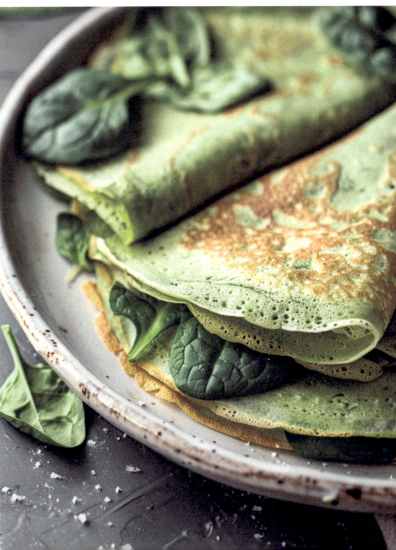

OMELETTE VERDE

PREPARAZIONE
5 MINUTI

COTTURA
5 MINUTI

PORZIONI
2

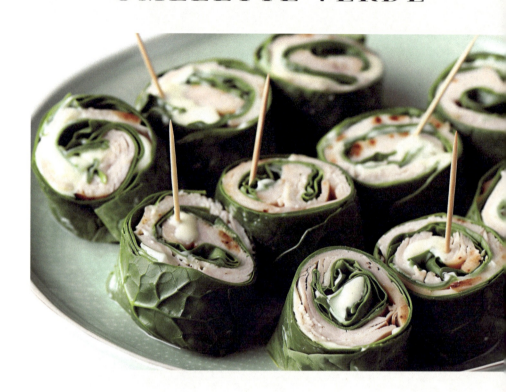

INGREDIENTI

- [ ] 2 Uova
- [ ] 170g di Spinaci freschi
- [ ] 90g di formaggio spalmabile
- [ ] 50g di fesa di tacchino
- [ ] Sale q.b.

INDICAZIONI

1. In un frullatore, uniamo gli spinaci, le uova e il sale.
2. Frulliamo il tutto fino a ottenere un composto omogeneo.
3. Versiamo una porzione del composto in una padella leggermente unta e cuociamo i wraps.
4. Farciamo spalmando il formaggio e aggiungiamo la fesa di tacchino, arrotoliamo con cura.

VALORI NUTRIZIONALI

Calorie: 95 Kcal | Carboidrati: 2g | Proteine: 12g | Grassi: 4g

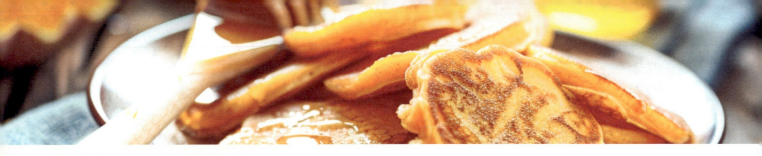

MINI FRITTELLE DI ZUCCA CON RICOTTA E MIELE

PREPARAZIONE
5 MINUTI

COTTURA
5 MINUTI

PORZIONI
2

INGREDIENTI

- ☐ 200g di zucca grattugiata
- ☐ 125g di ricotta
- ☐ 2 uova
- ☐ 60g di farina
- ☐ 1 cucchiaino di lievito in polvere
- ☐ Un pizzico di sale
- ☐ Olio d'oliva per la cottura
- ☐ Miele per servire

INDICAZIONI

1. Sbuccia e gratta la zucca fino a ottenere 200g di polpa grattugiata. Puoi utilizzare una varietà di zucca dolce come la zucca moscata.
2. In una ciotola, mescola la zucca grattugiata con la ricotta. Aggiungi le uova e mescola bene fino a ottenere una consistenza omogenea.
3. Aggiungi la farina, 1 cucchiaino di lievito in polvere e un pizzico di sale all'impasto. Mescola fino a quando tutti gli ingredienti secchi sono ben incorporati.
4. In una padella antiaderente, scalda un po' di olio d'oliva a fuoco medio-basso.
5. Con l'aiuto di un cucchiaio, prendi porzioni di impasto e versale nella padella riscaldata. Cuoci le frittelle per 2-3 minuti per lato o fino a quando sono dorate e cotte.
6. Scola le frittelle su carta assorbente per rimuovere l'eccesso di olio. Disponile su un piatto da servire e completa con un generoso filo di miele.

VALORI NUTRIZIONALI

Calorie: 150 Kcal
Carboidrati: 20g
Proteine: 10g
Grassi: 8g

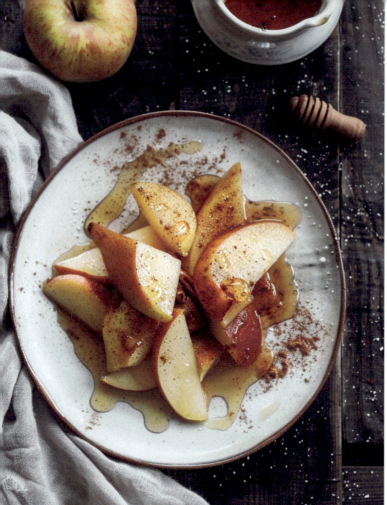

PIATTO DI FRUTTA CALDO CON ZENZERO

PREPARAZIONE
5 MINUTI

COTTURA
5 MINUTI

PORZIONI
2

INGREDIENTI

- ☐ 1 mela, tagliata a cubetti
- ☐ 1 pera, tagliata a cubetti
- ☐ 1 cucchiaio di zenzero fresco, grattugiato
- ☐ 1 cucchiaio di miele
- ☐ 1 pizzico di cannella

INDICAZIONI

1. Mescolare la mela e la pera tagliate con lo zenzero grattugiato e il miele.
2. Cuocere a fuoco medio per 5 minuti o finché la frutta è morbida.
3. Spolverare con cannella e servire caldo.

VALORI NUTRIZIONALI

Calorie: 120 Kcal | Carboidrati: 30g
Proteine: 1g | Grassi: 0,5g

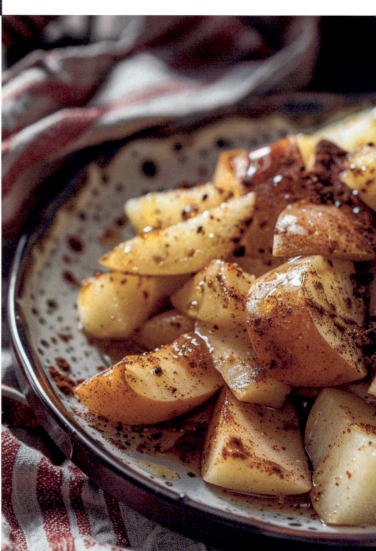

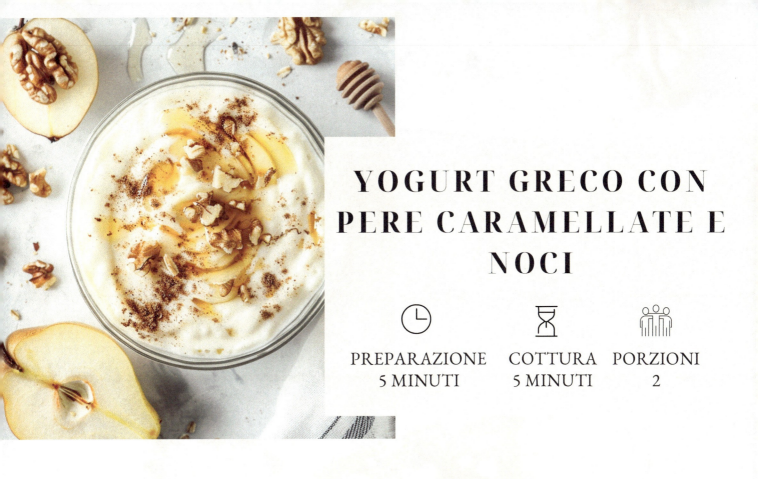

YOGURT GRECO CON PERE CARAMELLATE E NOCI

PREPARAZIONE 5 MINUTI **COTTURA** 5 MINUTI **PORZIONI** 2

INGREDIENTI

- 200g di yogurt greco
- 2 pere, tagliate a cubetti
- 1 cucchiaio di miele
- Noci, tritate
- ½ cucchiaino di cannella

INDICAZIONI

1. In una padella, caramellare le pere con il miele e la cannella per 5 minuti.
2. Aggiungere le pere caramellate allo yogurt.
3. Spolverare con noci tritate.
4. Mescolare bene e servire immediatamente.

VALORI NUTRIZIONALI

Calorie: 250 kcal | Carboidrati: 30g | Proteine: 12g | Grassi: 10g

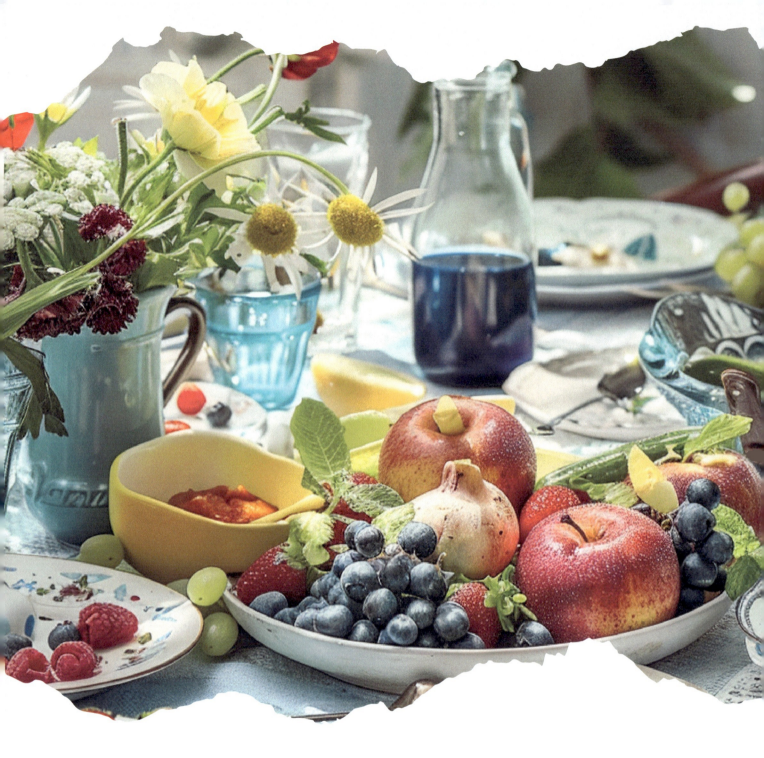

IL BENESSERE IN CUCINA: SEMPLICITÀ, VELOCITÀ E GUSTO PER LA TUA FAMIGLIA

PRIMAVERA-ESTATE

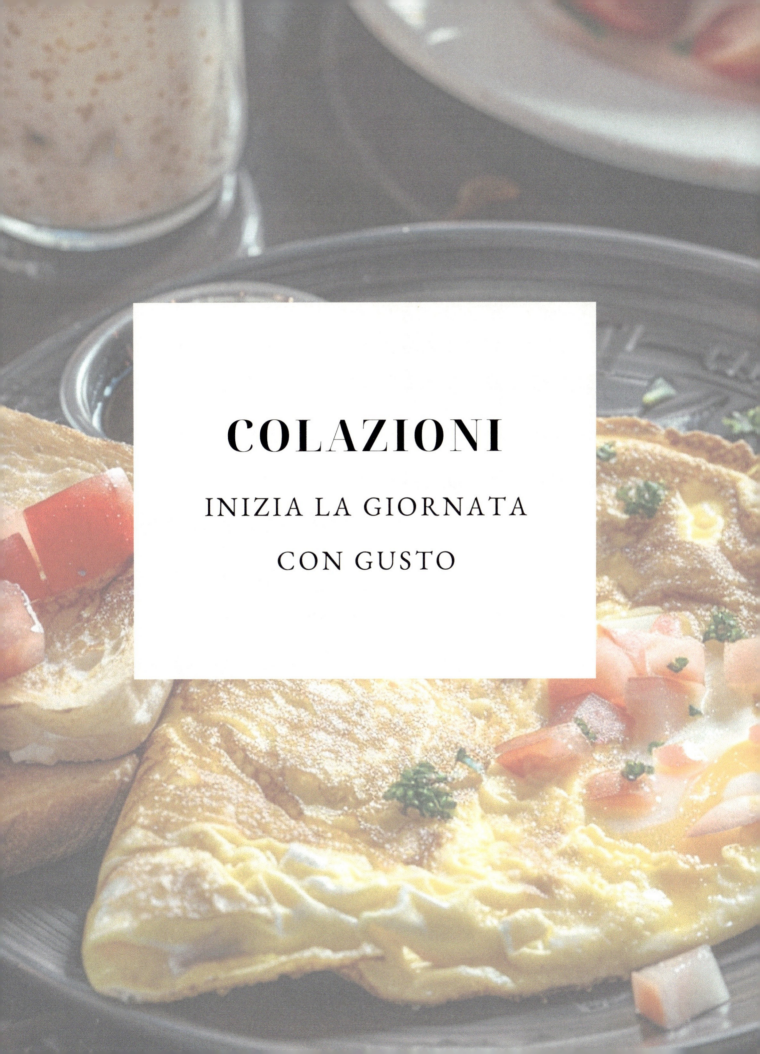

COLAZIONI

INIZIA LA GIORNATA CON GUSTO

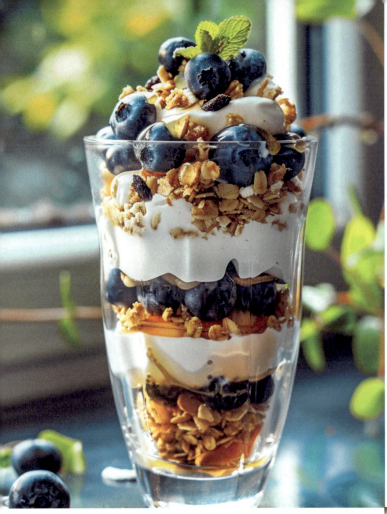

PARFAIT AL MIELE E MANDORLE

PREPARAZIONE 5 MINUTI | COTTURA / | PORZIONI 2

INGREDIENTI

- ☐ 200g di yogurt greco
- ☐ 150g di granola
- ☐ 150g di mirtilli freschi
- ☐ Miele per guarnire
- ☐ Mandorle a lamelle per decorare

INDICAZIONI

1. Inizia con uno strato di yogurt greco in due bicchieri o ciotole.
2. Aggiungi uno strato di granola sopra lo yogurt.
3. Distribuisci uniformemente i mirtilli sopra la granola.
4. Ripeti il processo fino a riempire il bicchiere o la ciotola.
5. Guarnisci con un filo di miele e mandorle a lamelle sulla parte superiore.

VALORI NUTRIZIONALI

Calorie: 380 Kcal | Carboidrati: 45g
Proteine: 18g | Grassi: 15g

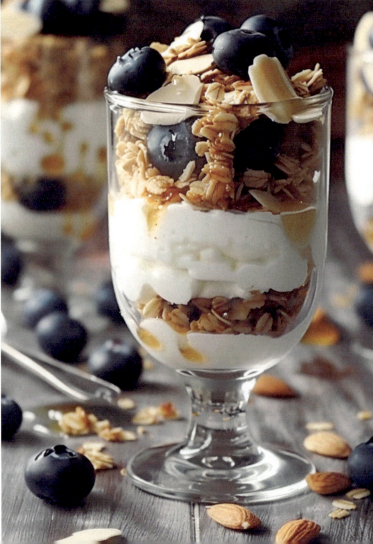

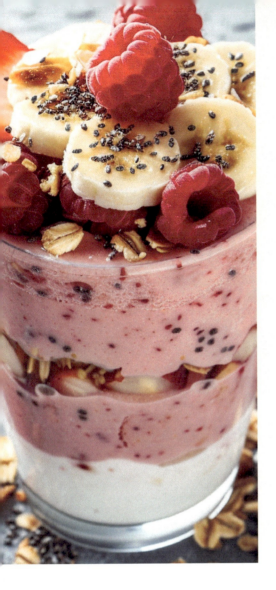

SMOOTHIE BOWL FRAGOLE, LAMPONI E BANANA

PREPARAZIONE
5 MINUTI

COTTURA
/

PORZIONI
2

INGREDIENTI

- ☐ 1 banana matura
- ☐ 150g di fragole fresche, tagliate a pezzi
- ☐ 75g di lamponi freschi
- ☐ 125g di yogurt greco
- ☐ 1 cucchiaio di miele (o sciroppo d'acero, a piacere)
- ☐ 60ml di latte

Topping:
- ☐ Frutti freschi (fragole, lamponi, banana a fette)
- ☐ Granola
- ☐ Semi di chia
- ☐ Mandorle a lamelle

INDICAZIONI

1. Nel frullatore, unisci la banana, le fragole, i lamponi, lo yogurt greco e il miele.
2. Aggiungi il latte gradualmente fino a ottenere la consistenza desiderata.
3. Frulla gli ingredienti fino a ottenere un composto cremoso.
4. Versa il frullato in una ciotola.

TOPPING:

1. Disponi sulla parte superiore della smoothie bowl i frutti freschi, la granola, i semi di chia e le mandorle a lamelle.
2. Servi immediatamente e goditi la tua deliziosa Smoothie Bowl Fragole, Lamponi e Banana!

VALORI NUTRIZIONALI

Calorie: 300 kcal | Carboidrati: 45g | Proteine: 15g | Grassi: 8g

MUESLI CON PESCA E FRUTTI DI BOSCO

PREPARAZIONE
5 MINUTI

COTTURA
/

PORZIONI
2

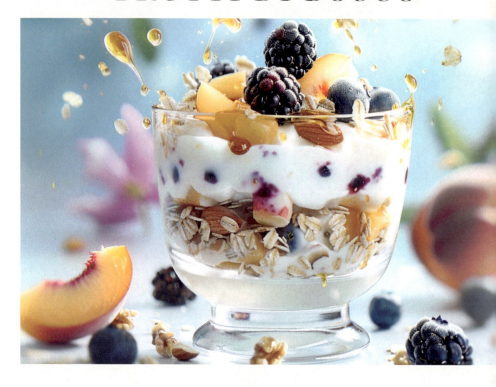

INGREDIENTI

- 240g di muesli
- 240g di yogurt alla vaniglia
- 1 pesca matura, tagliata a cubetti
- 75g di mirtilli freschi
- 75g di more fresche
- 1 cucchiaio di miele
- Mandorle a fettine per guarnire

INDICAZIONI

1. In una ciotola, mescola il muesli con lo yogurt alla vaniglia.
2. Aggiungi i cubetti di pesca, i mirtilli e le more.
3. Versa il miele sulla parte superiore e mescola delicatamente.
4. Guarnisci con mandorle a fettine.
5. Servi fresco e goditi il tuo Muesli con Pesca e Frutti di Bosco.

VALORI NUTRIZIONALI

Calorie: 320 Kcal | Carboidrati: 60g | Proteine: 10g | Grassi: 6g

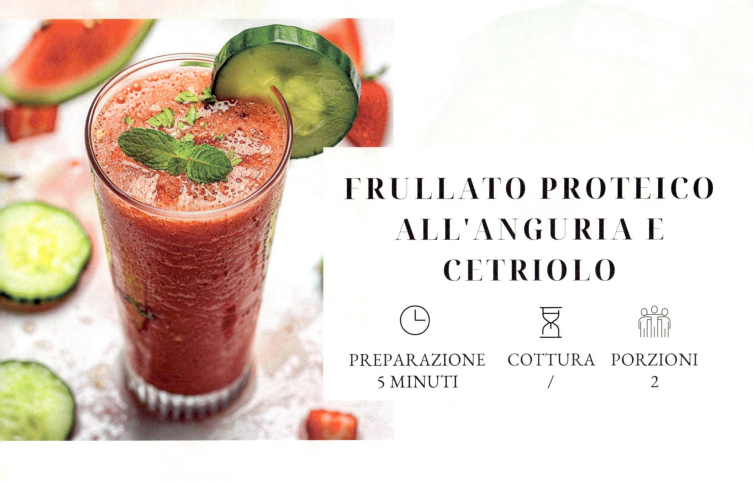

FRULLATO PROTEICO ALL'ANGURIA E CETRIOLO

PREPARAZIONE 5 MINUTI | **COTTURA** / | **PORZIONI** 2

INGREDIENTI

- 150g di anguria, tagliata a cubetti
- ½ cetriolo, pelato e tagliato a pezzetti
- 240ml di latte di cocco
- ½ tazza di yogurt greco
- 1 cucchiaio di semi di chia
- Menta fresca per guarnire
- Ghiaccio (opzionale)

INDICAZIONI

1. Metti nel frullatore l'anguria, il cetriolo, il latte di cocco e lo yogurt greco.
2. Aggiungi i semi di chia.
3. Frulla fino a ottenere una consistenza omogenea.
4. Aggiungi ghiaccio se desideri una consistenza più fresca.
5. Versa in un bicchiere, guarnisci con foglie di menta e goditi il tuo Frullato Proteico all'Anguria e Cetriolo.

VALORI NUTRIZIONALI

Calorie: 260 Kcal | Proteine: 15g | Carboidrati: 25g | Grassi: 12g

OMELETTE CON ERBE AROMATICHE ESTIVE

PREPARAZIONE 5 MINUTI | **COTTURA** 5 MINUTI | **PORZIONI** 2

INGREDIENTI

- [ ] 3 uova
- [ ] Una manciata di prezzemolo fresco, tritato
- [ ] Una manciata di basilico fresco, tritato
- [ ] Una manciata di erba cipollina fresca, tritata
- [ ] Sale e pepe q.b.
- [ ] Olio d'oliva per la padella

INDICAZIONI

1. In una ciotola, sbatti le uova con un pizzico di sale e pepe.
2. Scalda un po' di olio d'oliva in una padella antiaderente a fuoco medio.
3. Aggiungi le erbe aromatiche tritate (prezzemolo, basilico, erba cipollina) nella padella e cuoci per un paio di minuti.
4. Versa le uova sbattute sulla padella, distribuendole uniformemente sopra le erbe aromatiche.
5. Cuoci l'omelette a fuoco medio-basso fino a quando il fondo è ben cotto.
6. Con l'aiuto di una spatola, piega l'omelette a metà e continua la cottura finché è completamente cotta.
7. Servi l'omelette su un piatto, guarniscila con ulteriori erbe aromatiche fresche e goditi questa leggera omelette estiva.

VALORI NUTRIZIONALI

Calorie: 180 Kcal | Proteine: 15g
Carboidrati: 1g | Grassi: 12g

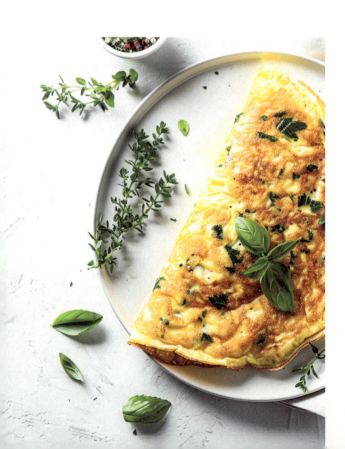

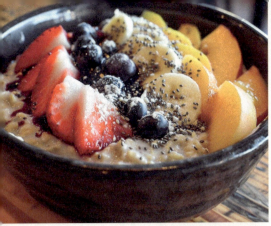
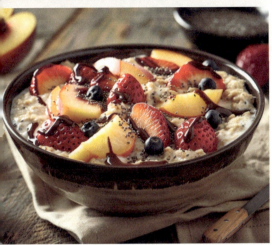

OVERNIGHT OATMEAL ALLA FRUTTA ESTIVA

PREPARAZIONE
5 MINUTI

COTTURA
/

PORZIONI
2

INDICAZIONI

1. In un barattolino di vetro o semplicemente in un bicchiere, miscelate i fiocchi di avena con i semi di chia.
2. Versatevi il latte di soia vanigliato o altro latte vegetale di vostra scelta e mescolate.
3. Coprite ora il bicchiere con della pellicola trasparente o con un coperchio e mettete in frigorifero tutta la notte.
4. La mattina seguente prendete il vostro porridge freddo e guarnitelo con frutta fresca a piacere (es.: mirtilli, fragole, lamponi). Potete unire del miele biologico o del cocco rapè o frutta secca e cioccolato fontente. La vostra super colazione è pronta!

NOTE

La ricetta dell'overnight oatmeal si prepara la sera per la mattina seguente.

Per le quantità potete andare a occhio, in genere una porzione sono 3 cucchiai di fiocchi di avena e due cucchiaini di semi di chia. Il latte deve ricoprire di circa due dita i cereali. Poi a seconda se vi piace più liquido o più denso vi regolate di conseguenza.

INGREDIENTI

- [ ] 90g fiocchi d'Avena
- [ ] 225ml di latte di Soia vanigliato o altro latte vegetale
- [ ] 4 cucchiaini di semi di chia
- [ ] Frutta fresca (a piacere)
- [ ] Cioccolato fondente q.b., miele biologico, cocco rapè, frutta secca (facoltativo)

VALORI NUTRIZIONALI

Calorie: 280 Kcal | Proteine: 8g
Carboidrati: 46g | Grassi: 6g

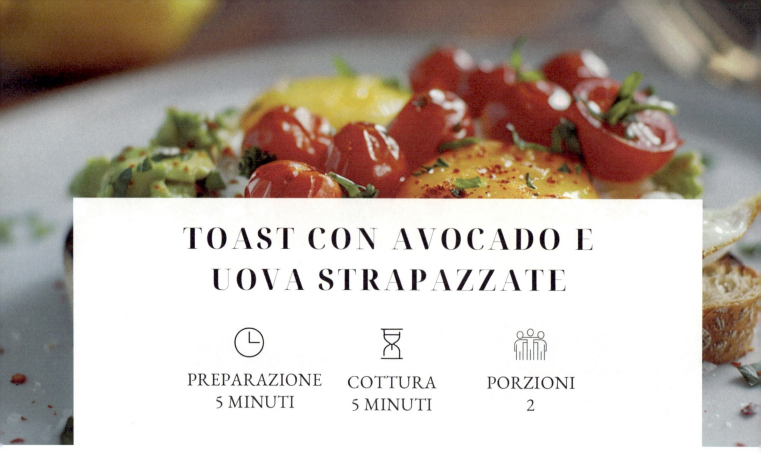

TOAST CON AVOCADO E UOVA STRAPAZZATE

PREPARAZIONE
5 MINUTI

COTTURA
5 MINUTI

PORZIONI
2

INGREDIENTI

- ☐ 2 fette di pane integrale
- ☐ 1 avocado maturo
- ☐ 2 uova
- ☐ Pomodorini ciliegini, tagliati a metà
- ☐ Sale e pepe q.b.

INDICAZIONI

1. Tosta le fette di pane.
2. Sbuccia e schiaccia l'avocado in una ciotola.
3. Cuoci le uova strapazzate con un pizzico di sale e pepe.
4. Spalma l'avocado schiacciato sulle fette di pane tostato.
5. Distribuisci uniformemente le uova strapazzate sull'avocado.
6. Adagia i pomodorini ciliegini sopra le uova.
7. Condisci con un pizzico di sale e pepe a piacere.
8. Servi immediatamente questa deliziosa colazione.

VALORI NUTRIZIONALI

Calorie: 350 Kcal | Proteine: 15g | Carboidrati: 30g | Grassi: 20g

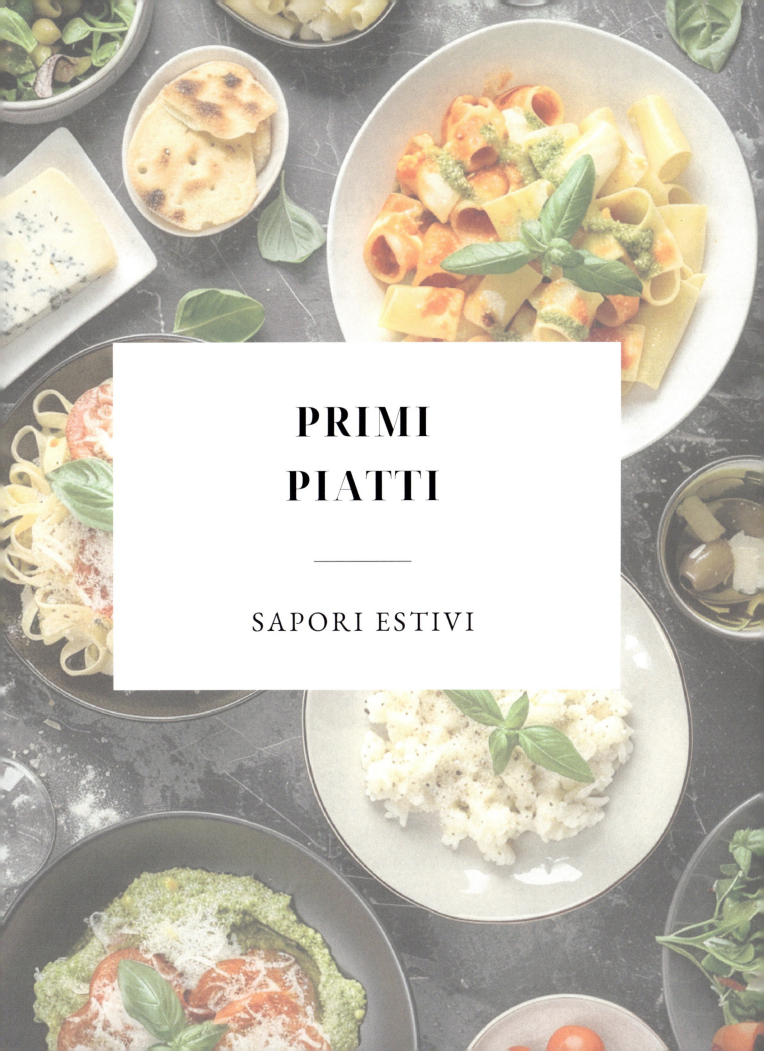

PRIMI PIATTI

SAPORI ESTIVI

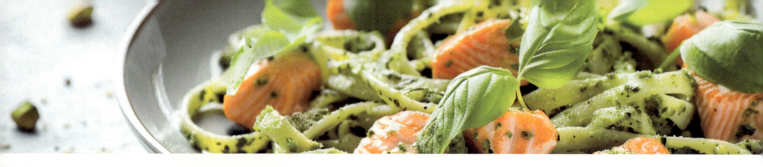

LINGUINE AL PESTO DI PISTACCHI E SALMONE

PREPARAZIONE 5 MINUTI | **COTTURA** 10 MINUTI | **PORZIONI** 2

INGREDIENTI

- ☐ 200g di Linguine o pasta lunga
- ☐ 150g di Salmone fresco senza pelle
- ☐ 30g di pistacchi
- ☐ 40g di pomodorini secchi sott'olio scolati
- ☐ ¼ di spicchio d'aglio
- ☐ Basilico q.b.
- ☐ Olio d'Oliva extravergine
- ☐ Sale e pepe

VALORI NUTRIZIONALI

Calorie: 650 kcal | Proteine: 22g
Carboidrati: 60g | Grassi: 35g

INDICAZIONI

1. Per cominciare preparate il pesto: nel vaso del mixer raccogliete i pistacchi, i pomodori secchi, l'aglio e il basilico.
2. Frullate il tutto, unendo l'olio a filo, fino a ottenere un pesto cremoso.
3. Lessate le linguine in acqua bollente salata.
4. Tenete da parte un mestolo di acqua di cottura.
5. Nel frattempo che la pasta cuoce, tagliate il salmone a cubi di circa 2 cm di lato e fateli rosolare velocemente in un padella antiaderente molto calda con un filo di extravergine. Salate e pepate.
6. Scolate la pasta ben al dente, conditela con il pesto aggiustando la consistenza con un po' di acqua di cottura che avrete tenuto da parte.
7. Trasferite nei piatti da portata, unite il salmone e servite decorando con un ciuffo di basilico.

PASTA CON RUCOLA E POMODORINI

PREPARAZIONE 5 MINUTI | **COTTURA** 9 MINUTI | **PORZIONI** 2

INGREDIENTI

- ☐ 120g di pasta corta (fusilli, penne, ecc.)
- ☐ 50g di pomodorini misti, tagliati a quarti o a filetti
- ☐ 30g di rucola
- ☐ 1 spicchio d'aglio
- ☐ ½ limone (scorza grattugiata finemente)
- ☐ Olio d'oliva extravergine
- ☐ Sale e pepe
- ☐ Scaglie di parmigiano o pecorino

INDICAZIONI

1. Mentre l'acqua per la pasta raggiunge il bollore, taglia i pomodorini a quarti o a filetti, a seconda delle loro dimensioni.
2. Cuoci la pasta per il tempo indicato sulla confezione.
3. In una padella, riscalda l'olio con uno spicchio d'aglio schiacciato e fai saltare i pomodorini per qualche minuto, fino a quando diventano morbidi senza disfarsi.
4. Scola la pasta al dente, conservando un po' dell'acqua di cottura. Rimuovi l'aglio dalla padella dei pomodorini e aggiungi la pasta scolata nella stessa padella.
5. Saltala insieme aggiungendo un paio di cucchiai di acqua di cottura e aromatizzando con la scorza di limone grattugiata finemente.
6. Spegni il fuoco e incorpora la rucola, mescolando rapidamente.
7. Trasferisci la pasta con rucola e pomodorini nei piatti individuali, completa con scaglie sottili di parmigiano o pecorino e poi servi.

VALORI NUTRIZIONALI

Calorie: 350 kcal | Carboidrati: 60g
Proteine: 12g | Grassi: 8g

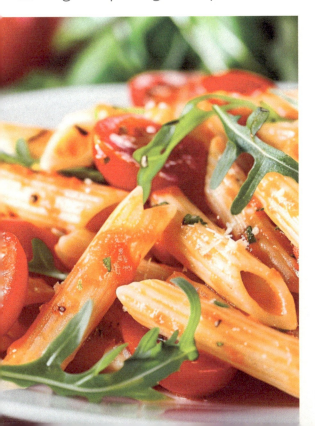

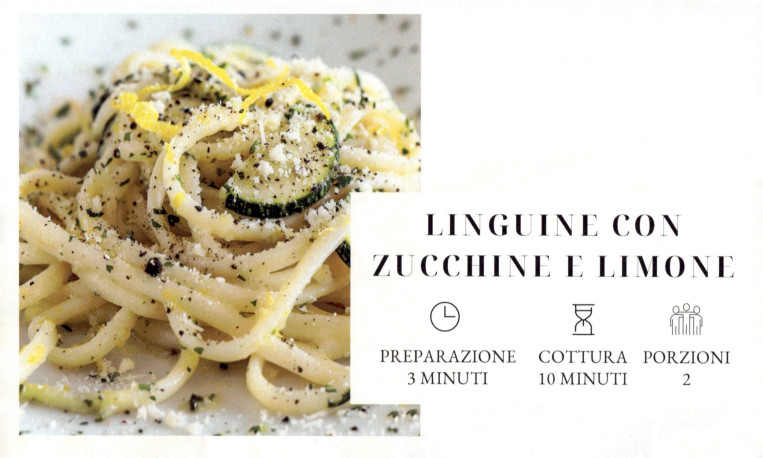

LINGUINE CON ZUCCHINE E LIMONE

PREPARAZIONE 3 MINUTI | **COTTURA** 10 MINUTI | **PORZIONI** 2

INGREDIENTI

- ☐ 250g di linguine o pasta lunga
- ☐ 2 zucchine medie, tagliate a julienne
- ☐ Succo e scorza di 1 limone
- ☐ 2 cucchiai di olio d'oliva extravergine
- ☐ Formaggio pecorino grattugiato
- ☐ Pepe nero macinato
- ☐ Basilico fresco per guarnire
- ☐ Sale a piacere

VALORI NUTRIZIONALI

Calorie: 450 kcal | Proteine: 10g
Carboidrati: 70g | Grassi: 15g

INDICAZIONI

1. Porta a ebollizione una pentola d'acqua salata per cuocere le linguine.
2. Nel frattempo, scalda l'olio d'oliva in una padella e aggiungi le zucchine tagliate a julienne. Cuoci per 3-4 minuti finché le zucchine sono tenere ma ancora croccanti.
3. Aggiungi le linguine nell'acqua bollente e cuoci seguendo le istruzioni sulla confezione.
4. Scola le linguine al dente e uniscile alle zucchine in padella.
5. Aggiungi il succo e la scorza di limone, formaggio pecorino grattugiato e pepe nero a piacere. Mescola bene.
6. Guarnisci con basilico fresco e servi immediatamente.

PASTA AL PESTO DI PEPERONI E MANDORLE

PREPARAZIONE
5 MINUTI

COTTURA
10 MINUTI

PORZIONI
2

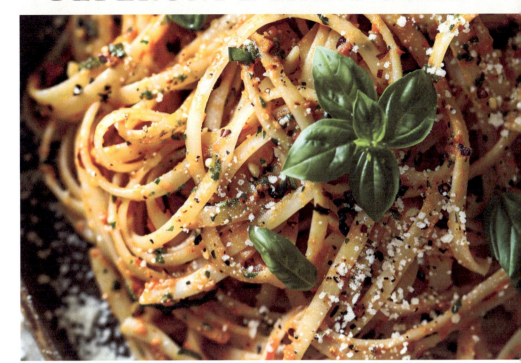

INGREDIENTI

- [ ] 250g di linguine o pasta lunga
- [ ] 2 peperoni rossi, tagliati a pezzi
- [ ] 30g di mandorle tostate
- [ ] 2 cucchiai di formaggio pecorino grattugiato
- [ ] 3 cucchiai di olio d'oliva extravergine
- [ ] 1 spicchio d'aglio
- [ ] Basilico fresco per guarnire
- [ ] Sale e pepe a piacere

VALORI NUTRIZIONALI

Calorie: 500 kcal | Proteine: 12g
Carboidrati: 70g | Grassi: 20g

INDICAZIONI

1. Porta a ebollizione una pentola d'acqua salata per cuocere la pasta.
2. Mentre l'acqua bolle, scaldare l'olio d'oliva in una padella e saltare i peperoni rossi fino a quando sono teneri.
3. Nel frattempo, cuoci la pasta in acqua bollente salata seguendo le istruzioni sulla confezione.
4. Nel frullatore, trita le mandorle tostate, l'aglio, il formaggio pecorino, i peperoni saltati, sale e pepe fino a ottenere un pesto.
5. Scola la pasta al dente e uniscila al pesto di peperoni e mandorle nella padella.
6. Mescola bene per far amalgamare i sapori.
7. Guarnisci con basilico fresco e servi.

RISOTTO PRIMAVERA AI PISELLI

 PREPARAZIONE 5 MINUTI   **COTTURA** 13 MINUTI   **PORZIONI** 2

INGREDIENTI

- ☐ 250g di riso carnaroli o arborio
- ☐ 1 zucchina, tagliata a cubetti
- ☐ 150g di piselli freschi
- ☐ Zest di 1 limone
- ☐ Succo di 1 limone
- ☐ 30g di formaggio parmigiano grattugiato
- ☐ Brodo vegetale (preparato in anticipo o pronto all'uso)
- ☐ Sale e pepe a piacere
- ☐ Prezzemolo fresco tritato per guarnire
- ☐ 2 cucchiai di olio d'oliva

INDICAZIONI

1. In una pentola, saltare la zucchina a cubetti e i piselli nell'olio d'oliva fino a quando sono teneri.
2. Aggiungere il riso e farlo tostare per un minuto.
3. Aggiungere il brodo vegetale un mestolo alla volta, mescolando continuamente fino a quando il riso è cotto al dente.
4. Aggiungere lo zest e il succo di limone, il formaggio parmigiano grattugiato, sale e pepe. Mescolare bene.
5. Guarnire con prezzemolo fresco tritato e servire immediatamente.

VALORI NUTRIZIONALI

Calorie: 400 kcal | Proteine: 10g | Carboidrati: 80g | Grassi: 4g

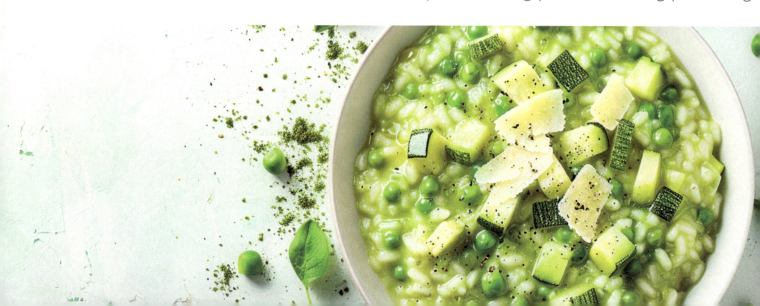

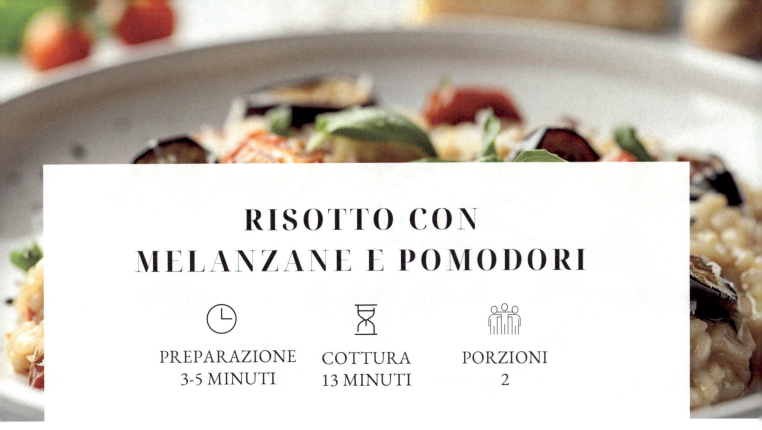

RISOTTO CON MELANZANE E POMODORI

PREPARAZIONE
3-5 MINUTI

COTTURA
13 MINUTI

PORZIONI
2

INGREDIENTI

- [ ] 250g di riso carnaroli o arborio
- [ ] 1 melanzana media, tagliata a cubetti
- [ ] 150g di pomodorini ciliegini, tagliati a metà
- [ ] 30g di formaggio Grana Padano grattugiato
- [ ] Brodo vegetale
- [ ] 2 cucchiai di basilico fresco, tritato
- [ ] Olio d'oliva extravergine
- [ ] Sale e pepe a piacere

INDICAZIONI

1. In una padella, cuoci le melanzane in un po' di olio d'oliva fino a quando sono dorate.
2. Aggiungi il riso e fallo tostare per un minuto.
3. Versa il brodo vegetale un mestolo alla volta, mescolando continuamente fino a cottura, circa 5-7 minuti.
4. Incorpora i pomodorini ciliegini, il formaggio Grana Padano, il basilico, sale e pepe. Mescola bene.
5. Servi caldo.

VALORI NUTRIZIONALI

Calorie: 400 kcal | Proteine: 10g | Carboidrati: 80g | Grassi: 5g

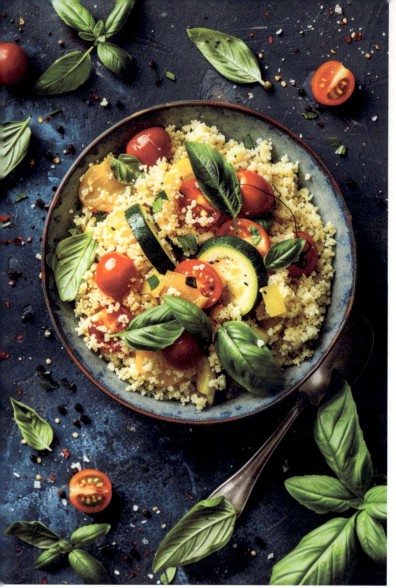

COUS COUS CON POMODORINI E BASILICO

PREPARAZIONE COTTURA PORZIONI
5 MINUTI 8 MINUTI 2

INGREDIENTI

- ☐ 175g di cous cous
- ☐ 150g di pomodorini ciliegini, tagliati a metà
- ☐ Foglie di basilico fresco, tritate
- ☐ 1 zucchina (circa 150g), tagliata a cubetti
- ☐ Olio d'oliva extravergine
- ☐ Sale e pepe a piacere
- ☐ Succo di 1 limone

INDICAZIONI

1. Prepara il cous cous seguendo le istruzioni sulla confezione.
2. In una padella, cuoci la zucchina in poco olio d'oliva fino a quando è tenera.
3. Mescola il cous cous cotto con pomodorini, basilico e zucchina.
4. Aggiusta con sale, pepe e un po' di succo di limone.
5. Servi caldo.

VALORI NUTRIZIONALI

Calorie: 300 kcal | Carboidrati: 60g | Proteine: 8g | Grassi: 5g

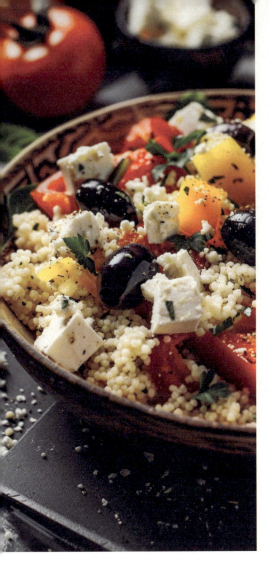

INSALATA DI COUS COUS CON PEPERONI E FETA

PREPARAZIONE
5 MINUTI

COTTURA
5 MINUTI

PORZIONI
2

INGREDIENTI

- ☐ 200g di cous cous
- ☐ 1 peperone rosso
- ☐ 1 peperone giallo
- ☐ 75g di formaggio feta
- ☐ Olive nere, denocciolate
- ☐ Olio d'oliva extravergine
- ☐ Origano secco
- ☐ Sale e pepe a piacere

INDICAZIONI

1. Prepara il cous cous seguendo le istruzioni sulla confezione.
2. Nel frattempo taglia i peperoni a cubetti e sbriciola la feta.
3. Mescola il cous cous con peperoni, formaggio feta e olive.
4. Condisci con olio d'oliva, origano, sale e pepe.
5. Mescola bene e servi a temperatura ambiente.

VALORI NUTRIZIONALI

Calorie: 350 kcal | Carboidrati: 60g | Proteine: 10g | Grassi: 8g

QUINOA CON CECI E VERDURE GRIGLIATE

PREPARAZIONE 2-3 MINUTI COTTURA 10 MINUTI PORZIONI 2

INGREDIENTI

- ☐ 185g di quinoa cruda
- ☐ 1 tazza di ceci cotti, sciacquati e sgocciolati
- ☐ Peperoncino fresco, tritato (a piacere)
- ☐ Olio d'oliva extravergine
- ☐ 1 melanzana e 1 zucchina grigliate (circa 200g in totale), tagliate a pezzetti
- ☐ Aceto di vino rosso
- ☐ Sale e pepe a piacere

INDICAZIONI

1. Cuoci la quinoa seguendo le istruzioni sulla confezione, ci vorranno circa 10 minuti.
2. Nel frattempo, riscalda le verdure grigliate (melanzane e zucchine) in padella per 2-3 minuti.
3. Quando la quinoa è pronta, trasferiscila in una ciotola grande e aggiungi i ceci, le verdure grigliate e il peperoncino fresco.
4. Condisci con un filo d'olio d'oliva, un po' di aceto di vino rosso, sale e pepe.
5. Mescola bene e servi caldo o a temperatura ambiente.

VALORI NUTRIZIONALI

Calorie: 400 kcal | Carboidrati: 60g | Proteine: 15g | Grassi: 12g

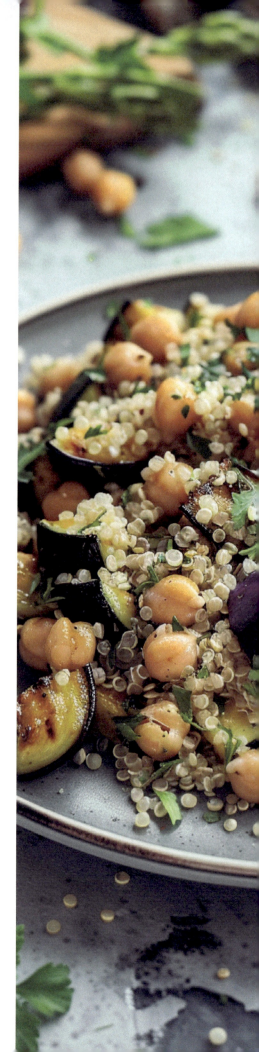

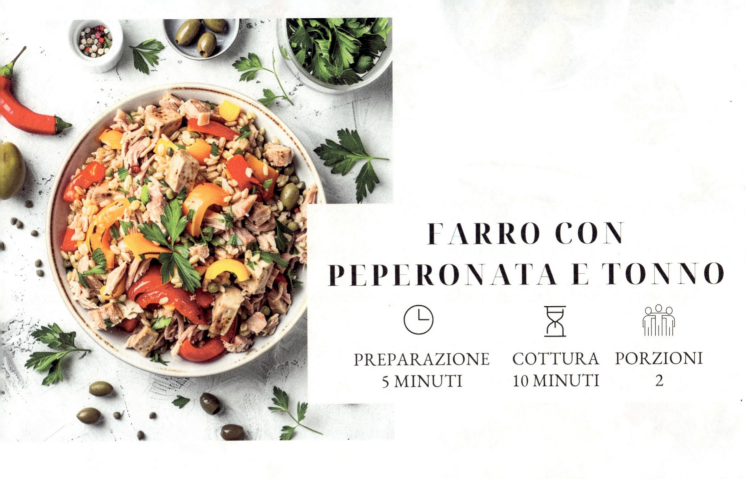

FARRO CON PEPERONATA E TONNO

PREPARAZIONE 5 MINUTI | **COTTURA** 10 MINUTI | **PORZIONI** 2

INGREDIENTI

- 200g di farro precotto
- Peperoni di vari colori, tagliati a strisce e saltati in padella
- Tonno sott'olio, sgocciolato
- Capperi, sciacquati
- Olive verdi, denocciolate
- Prezzemolo fresco, tritato
- Olio d'oliva extravergine
- Succo di limone fresco
- Sale e pepe a piacere

INDICAZIONI

1. Cuoci il farro seguendo le istruzioni sulla confezione.
2. Mentre il farro cuoce, prepara la peperonata saltando i peperoni in padella.
3. Una volta pronto, mescola il farro cotto con la peperonata, il tonno, i capperi, le olive e il prezzemolo.
4. Condisci con olio d'oliva, succo di limone, sale e pepe.
5. Mescola bene e servi a temperatura ambiente.

VALORI NUTRIZIONALI

Calorie: 400 kcal | Carboidrati: 40g | Proteine: 12g | Grassi: 20g

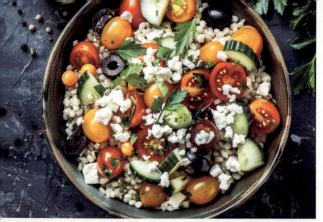
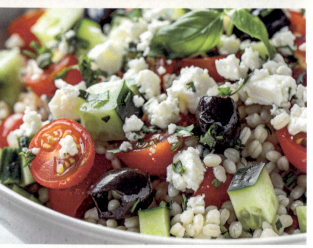

INSALATA DI ORZO CON POMODORI E CETRIOLI

PREPARAZIONE
5 MINUTI

COTTURA
10 MINUTI

PORZIONI
2

INGREDIENTI

- [ ] 200g di orzo precotto
- [ ] 200g di pomodorini (tagliati a metà)
- [ ] 1 cetriolo medio (tagliato a cubetti)
- [ ] 100g di feta (sbriciolata)
- [ ] 50g di olive nere (denocciolate)
- [ ] Basilico fresco, tritato
- [ ] Olio d'oliva extravergine
- [ ] Limone, succo
- [ ] Sale e pepe a piacere

VALORI NUTRIZIONALI

Calorie: 300 kcal | Proteine: 10g
Carboidrati: 55g | Grassi: 5g

INDICAZIONI

1. Porta a ebollizione una pentola d'acqua leggermente salata.
2. Aggiungi l'orzo precotto e cuoci seguendo le istruzioni sulla confezione o finché è al dente.
3. Mentre l'orzo cuoce, taglia i pomodorini a metà, taglia il cetriolo a cubetti, sbriciola la feta.
4. Scola l'orzo cotto e risciacqualo sotto acqua fredda per fermare la cottura.
5. In una ciotola grande, unisci l'orzo cotto, i pomodorini, il cetriolo, la feta e le olive nere e il basilico tritato.
6. Aggiungi un filo d'olio d'oliva extravergine, puoi aggiungere sale e pepe a piacere. La feta e le olive già forniscono un po' di sale, quindi assaggia prima di aggiungere altro.
7. Mescola bene tutti gli ingredienti in modo che siano uniformemente distribuiti e ben conditi. Puoi lasciare riposare in frigorifero per un po' per far amalgamare i sapori, ma può anche essere servito immediatamente.

SECONDI PIATTI

―――

GUSTO E SEMPLICITA'

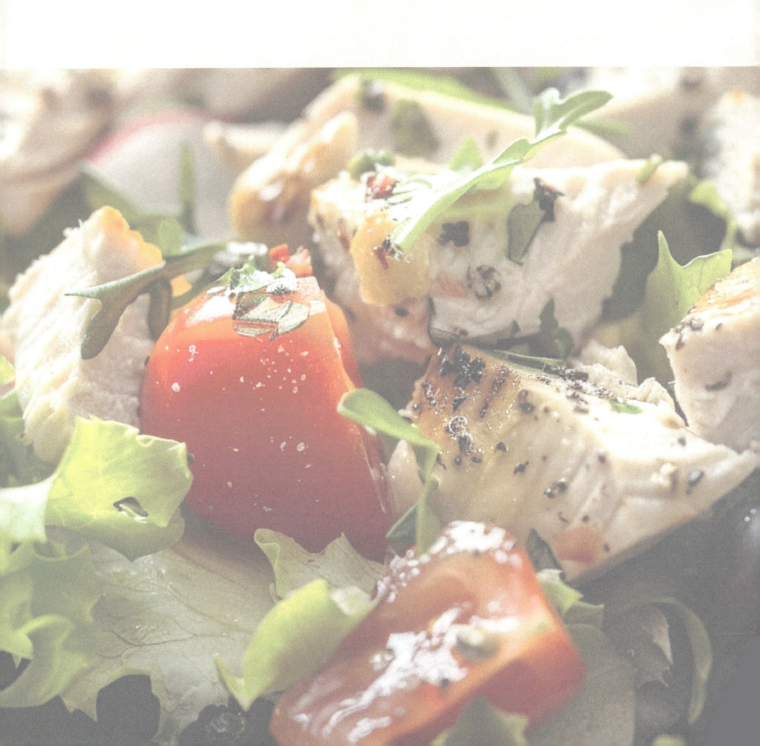

TRANCI DI SALMONE CON SALSA DI LIMONE E ASPARAGI

 PREPARAZIONE 5 MINUTI

 COTTURA 8 MINUTI

 PORZIONI 2

INGREDIENTI

- ☐ 2 tranci di salmone
- ☐ 200g di asparagi, tagliati a pezzi
- ☐ Succo di 1 limone
- ☐ Sale e pepe a piacere
- ☐ Olio d'oliva extravergine
- ☐ Prezzemolo fresco, tritato (per guarnire)

INDICAZIONI

1. In una padella, scaldare un filo d'olio d'oliva.
2. Aggiungere i tranci di salmone e cuocere per 3-4 minuti per lato.
3. Aggiungere gli asparagi, il succo di limone, sale e pepe. Cuocere per ulteriori 3-4 minuti o fino a quando il salmone è cotto e le verdure sono tenere.
4. Servire il salmone con gli asparagi, guarnire con prezzemolo fresco e aggiustare di sale e pepe, se necessario.

VALORI NUTRIZIONALI

Calorie: 350 kcal | Proteine: 30g | Grassi: 22g | Carboidrati: 10g

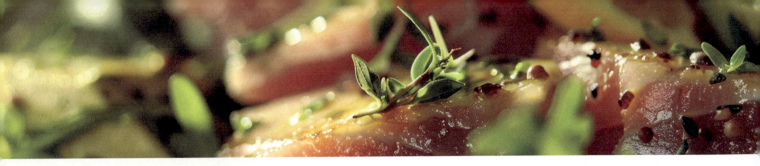

TONNO ALL'ARANCIA E TIMO CON INSALATA DI RUCOLA

INGREDIENTI

- [ ] 2 filetti di tonno fresco
- [ ] Succo di 2 arance
- [ ] Zest di 1 arancia
- [ ] Rametti di timo fresco
- [ ] Sale e pepe nero a piacere
- [ ] 2 cucchiai di olio d'oliva extravergine
- [ ] 2 manciate di rucola
- [ ] 1 avocado, tagliato a fette sottili
- [ ] Pinoli tostati (per guarnire)

VALORI NUTRIZIONALI

Calorie: 350 kcal | Proteine: 30g
Grassi: 20g | Carboidrati: 15g

PREPARAZIONE 10 MINUTI   **COTTURA** 4 MINUTI   **PORZIONI** 2

INDICAZIONI

1. In una ciotola, mescola il succo di arancia, lo zest, le foglie di timo, sale, pepe e olio d'oliva per creare la marinata.
2. Immergi i filetti di tonno nella marinata e lasciali marinare per 10 minuti.
3. Scalda una padella antiaderente e cuoci i filetti di tonno per circa 2-3 minuti per lato o fino a quando sono cotti ma ancora rosa all'interno.
4. In una ciotola, amalgama la rucola e l'avocado e aggiungi la marinata rimasta.
5. Adagia i filetti di tonno sul un piatto e versa il composto della ciotola.
6. Guarnisci con pinoli tostati.

BRANZINO CON VERDURE IN PADELLA

 PREPARAZIONE
3 MINUTI

 COTTURA
6 MINUTI

 PORZIONI
2

INGREDIENTI

- ☐ 2 filetti di branzino
- ☐ 1 zucchina, tagliata a rondelle sottili
- ☐ 1 carota, tagliata a bastoncini
- ☐ 1 peperone rosso, tagliato a strisce
- ☐ 1 limone, affettato
- ☐ Erbe aromatiche miste (rosmarino, timo)
- ☐ Sale e pepe a piacere
- ☐ Olio d'oliva extravergine

INDICAZIONI

1. Scalda un po' di olio d'oliva in una grande padella antiaderente a fuoco medio-alto.
2. Aggiungi i filetti di branzino nella padella, cuocendoli per 2-3 minuti per lato o fino a quando sono cotti ma ancora succosi.
3. Rimuovi i filetti di branzino dalla padella e mettili da parte.
4. Nella stessa padella, aggiungi un po' di olio d'oliva se necessario e soffriggi velocemente le zucchine, le carote e i peperoni fino a quando sono teneri ma ancora croccanti.
5. Aggiungi il branzino di nuovo nella padella, insieme alle fettine di limone, erbe aromatiche, sale e pepe. Cuoci per altri 2-3 minuti.
6. Servi immediatamente, guarnendo con erbe aromatiche fresche.

VALORI NUTRIZIONALI

Calorie: 350 kcal | Proteine: 25g
Carboidrati: 15g | Grassi: 15g

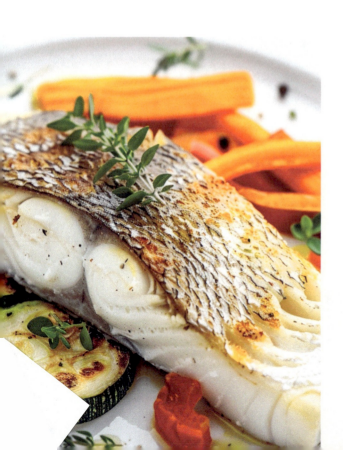

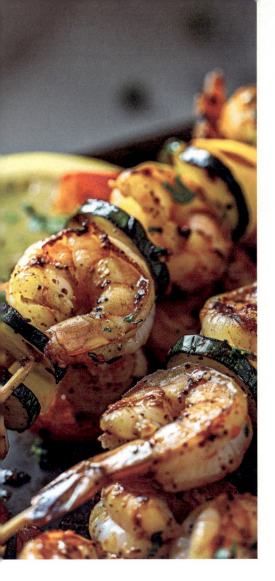

SPIEDINI DI GAMBERI E VERDURE GRIGLIATE

PREPARAZIONE
5 MINUTI

COTTURA
5 MINUTI

PORZIONI
2

INGREDIENTI

- ☐ 200g di gamberi sgusciati
- ☐ 1 peperone rosso, tagliato a cubetti
- ☐ 1 peperone giallo, tagliato a cubetti
- ☐ 2 zucchine, tagliate a rondelle
- ☐ 1 limone, tagliato a spicchi
- ☐ Olio d'oliva extravergine
- ☐ Sale e pepe a piacere
- ☐ Erbe fresche (prezzemolo, basilico) per guarnire

INDICAZIONI

1. Infila alternativamente i gamberi, i peperoni e le zucchine sugli spiedini.
2. Spennella il tutto con olio d'oliva.
3. Cuoci su una griglia calda per 4-5 minuti per lato.
4. Spremi il limone sopra gli spiedini, condisci con sale e pepe.
5. Guarnisci con erbe fresche prima di servire.

VALORI NUTRIZIONALI

Calorie: 300 kcal | Proteine: 20g | Carboidrati: 15g | Grassi: 12g

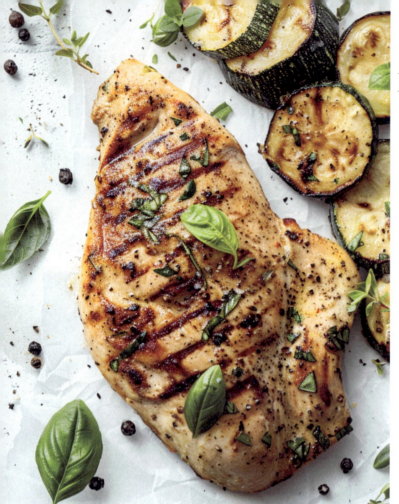

PETTO DI POLLO AL LIMONE CON ZUCCHINE GRIGLIATE

PREPARAZIONE　COTTURA　PORZIONI
3 MINUTI　7 MINUTI　2

INGREDIENTI

- ☐ 2 petti di pollo
- ☐ 1 limone (succo e scorza grattugiata)
- ☐ Foglie di basilico fresco, tritate
- ☐ 2 zucchine, tagliate a fette sottili
- ☐ Sale e pepe a piacere
- ☐ Olio d'oliva extravergine
- ☐ Timo fresco (per guarnire)

INDICAZIONI

1. In un piatto, condire i petti di pollo con il succo di limone, la scorza grattugiata, sale e pepe.
2. In una griglia calda, cuocere i petti di pollo per circa 4-5 minuti per lato.
3. Nel frattempo, grigliare le fette di zucchine con un filo d'olio per 2-3 minuti per lato.
4. Impiattare i petti di pollo con le zucchine grigliate.
5. Guarnire con timo fresco e foglie di basilico e servire.

VALORI NUTRIZIONALI

Calorie: 300 kcal | Proteine: 30g
Carboidrati: 10g | Grassi: 15g

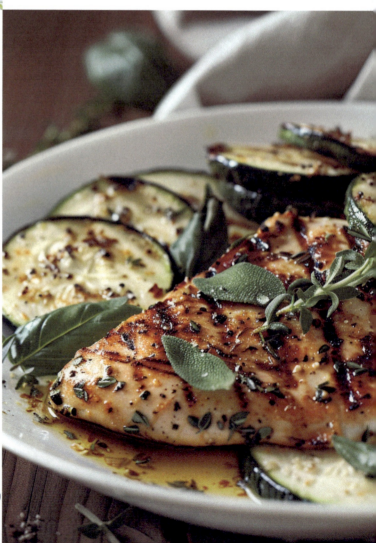

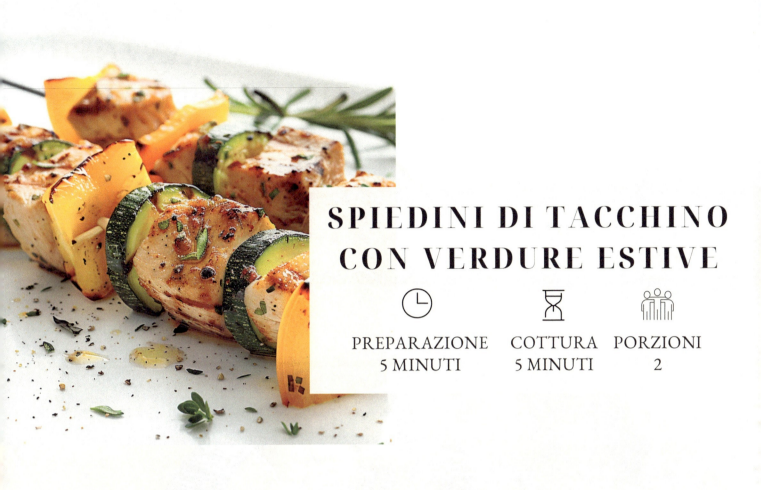

SPIEDINI DI TACCHINO CON VERDURE ESTIVE

PREPARAZIONE
5 MINUTI

COTTURA
5 MINUTI

PORZIONI
2

INGREDIENTI

- ☐ 300g di petto di tacchino, tagliato a cubetti
- ☐ 1 peperone giallo, tagliato a pezzi
- ☐ 1 zucchina, tagliata a rondelle
- ☐ 1 cucchiaio di olio d'oliva
- ☐ 1 cucchiaino di origano secco
- ☐ Sale e pepe a piacere

INDICAZIONI

1. infilzare negli spiedini i pezzi di tacchino, peperone e zucchina alternandoli.
2. Spennellare gli spiedini con olio d'oliva e cospargere di origano, sale e pepe.
3. Cuocere gli spiedini su una griglia calda per circa 5 minuti, girandoli a metà cottura.
4. Servire caldi.

VALORI NUTRIZIONALI

Calorie: 220 kcal | Proteine: 25g | Carboidrati: 10g | Grassi: 10g

POLPETTE DI MANZO CON POMODORI E BASILICO

 PREPARAZIONE 5 MINUTI   **COTTURA** 8 MINUTI   **PORZIONI** 2

INGREDIENTI

- ☐ 400g di carne macinata di manzo
- ☐ 1 uovo
- ☐ 60g di pangrattato
- ☐ 1 spicchio d'aglio, tritato
- ☐ Pomodorini ciliegini, tagliati a metà
- ☐ Basilico fresco, tritato
- ☐ Sale e pepe a piacere
- ☐ Olio d'oliva extravergine

INDICAZIONI

1. In una ciotola, unire la carne macinata, l'uovo, il pangrattato, l'aglio tritato, sale e pepe e mescolare bene con una forcchetta.
2. Con le mani, prendere una piccola quantità dell'impasto e formare una polpetta. Metterla da parte in un piatto.
3. Continuare fino ad esaurire l'impasto.
4. Cuocere le polpette in una padella con olio d'oliva caldo per circa 5 minuti, girandole a metà cottura per garantire una cottura uniforme.
5. Aggiungere i pomodorini ciliegini a metà nella padella e cuocere altri 3 minuti.
6. Cospargere con basilico fresco e servire le polpette con i pomodorini.

VALORI NUTRIZIONALI

Calorie: 260 kcal | Proteine: 22g
Carboidrati: 8g | Grassi: 14g

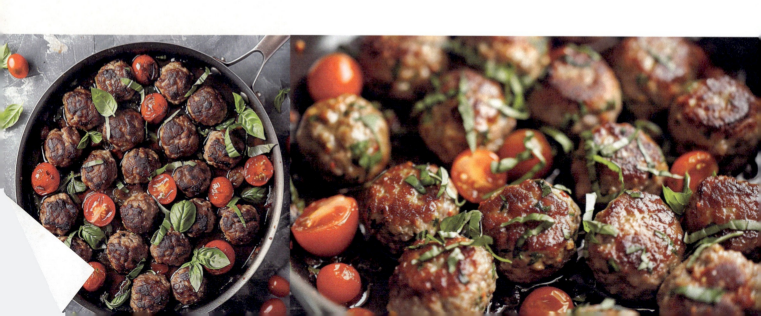

STRACCETTI DI MANZO CON MELANZANE E POMODORI SECCHI

PREPARAZIONE
5 MINUTI

COTTURA
6 MINUTI

PORZIONI
2

INGREDIENTI

- 400g di straccetti di manzo
- 1 melanzana, tagliata a cubetti
- 75g di pomodori secchi sott'olio, tagliati a pezzetti
- 2 cucchiai di olio d'oliva extravergine
- 2 spicchi d'aglio, tritati
- Basilico fresco, tritato
- Sale e pepe a piacere

INDICAZIONI

1. In una padella antiaderente, scaldare l'olio d'oliva e aggiungere gli spicchi d'aglio tritati.
2. Aggiungere gli straccetti di manzo e cuocerli per 2-3 minuti fino a quando sono dorati.
3. Aggiungere la melanzana a cubetti e cuocere per altri 3 minuti, finché è tenera.
4. Incorporare i pomodori secchi sott'olio tagliati a pezzetti.
5. Condire con sale e pepe a piacere. Aggiungere basilico fresco tritato.
6. Mescolare bene e servire immediatamente.

VALORI NUTRIZIONALI

Calorie: 290 kcal | Proteine: 26g | Carboidrati: 12g | Grassi: 16g

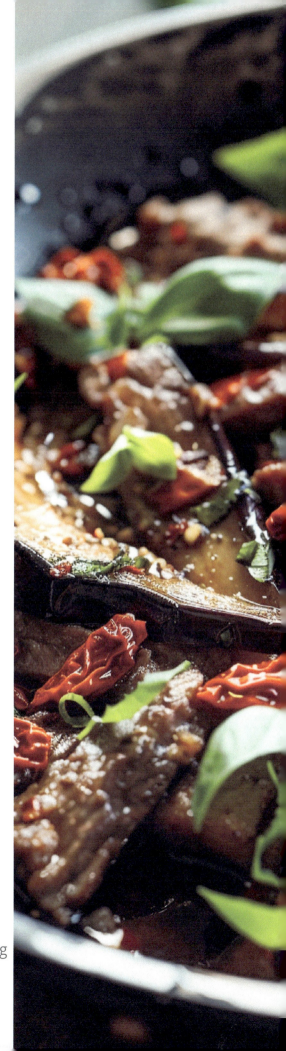

INSALATA DI MANZO E LAMPONI CON NOCI

PREPARAZIONE
5 MINUTI

COTTURA
4-6 MINUTI

PORZIONI
2

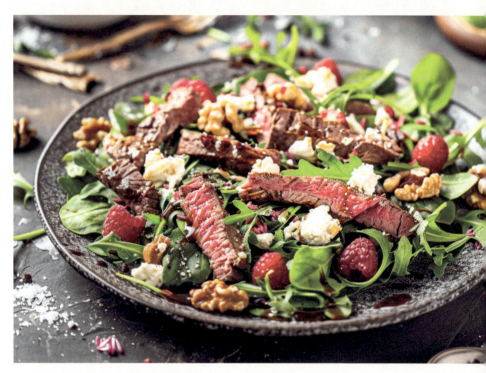

INGREDIENTI

- [ ] 200g fettine di manzo
- [ ] 200g di insalata mista (lattuga, rucola, spinaci)
- [ ] 125g di lamponi freschi
- [ ] 60g di noci, tostate e caramellate
- [ ] 50g formaggio di capra, sbriciolato

Per la vinaigrette:

- [ ] 3 cucchiai di olio d'oliva extra vergine
- [ ] 1 cucchiaio di aceto balsamico
- [ ] 1 cucchiaino di miele
- [ ] Sale e pepe a piacere

VALORI NUTRIZIONALI

Calorie: 380 Kcal | Proteine: 28g
Carboidrati: 15g | Grassi: 24g

INDICAZIONI

1. Scalda una padella antiaderente a fuoco medio-alto e cuoci le fettine di manzo per 2-3 minuti per lato o fino a cottura desiderata.
2. Taglia il manzo a striscioline sottili.
3. In una ciotola grande, disporre l'insalata mista, aggiungere le striscioline di manzo, i lamponi e il formaggio di capra.
4. In una piccola ciotola, mescola gli ingredienti della vinaigrette: olio d'oliva, aceto balsamico, miele, sale e pepe.
5. Versa la vinaigrette sull'insalata e mescola delicatamente.
6. Aggiungi le noci caramellate sulla parte superiore e servi immediatamente.

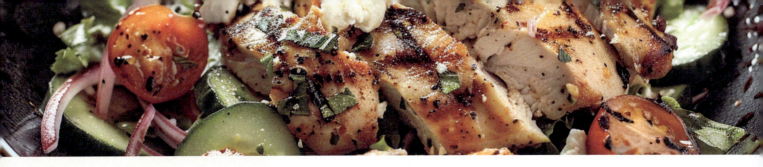

INSALATA DI POLLO ALLA MEDITERRANEA

INGREDIENTI

- ☐ 200g di petto di pollo
- ☐ 150g di mix di insalata verde
- ☐ 150g di pomodorini ciliegini, tagliati a metà
- ☐ 1 cetriolo, tagliato a fette sottili
- ☐ ¼ cipolla rossa, affettata sottilmente
- ☐ 50g di olive nere, denocciolate
- ☐ 30g feta, sbriciolata

Per la vinaigrette:

- ☐ 3 cucchiai di olio d'oliva extra vergine
- ☐ 1 cucchiaio di aceto di vino rosso
- ☐ 1 cucchiaino di origano secco
- ☐ Sale e pepe a piacere

PREPARAZIONE
5 MINUTI

COTTURA
8-10 MINUTI

PORZIONI
2

INDICAZIONI

1. In una padella antiaderente, cuoci il petto di pollo a fuoco medio per circa 4-5 minuti per lato o fino a quando è ben cotto. Puoi aggiungere un pizzico di sale e pepe durante la cottura.
2. Una volta cotto, taglia il pollo a cubetti.
3. In una ciotola grande, unisci il pollo grigliato, l'insalata verde, i pomodorini ciliegini, il cetriolo, la cipolla rossa, le olive nere e la feta.
4. In una piccola ciotola, mescola gli ingredienti della vinaigrette: olio d'oliva, aceto di vino rosso, origano, sale e pepe.
5. Versa la vinaigrette sull'insalata e mescola delicatamente fino a quando tutti gli ingredienti sono ben conditi.
6. Servi l'insalata in due piatti e gusta la freschezza mediterranea in soli 10 minuti!

VALORI NUTRIZIONALI

Calorie: 350 Kcal | Proteine: 25g
Carboidrati: 12g | Grassi: 22g

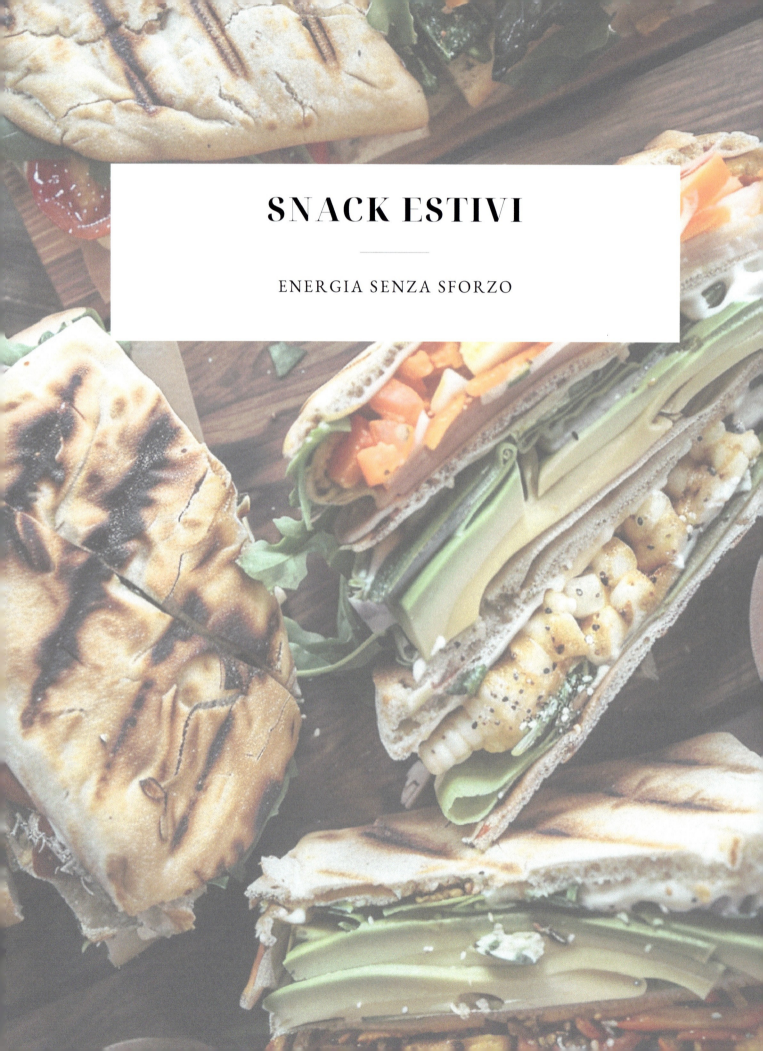

SNACK ESTIVI

ENERGIA SENZA SFORZO

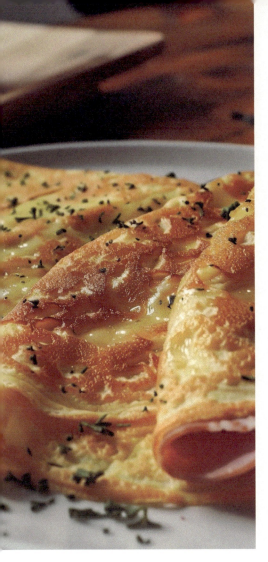

PIADINA VEGGIE CON CUORE DI PROSCIUTTO

PREPARAZIONE COTTURA PORZIONI
5 MINUTI 5 MINUTI 2

INGREDIENTI

- ☐ 2 Uova
- ☐ 2 Carote
- ☐ 80g di Fiocchi d'Avena
- ☐ Sale e pepe a piacere
- ☐ 100g circa di Prosciutto Cotto o Tacchino
- ☐ 2 Sottilette Light

INDICAZIONI

1. Iniziate frullando delicatamente le carote fino a ottenere una consistenza fine.
2. In una ciotola, unite le carote frullate alle uova, aggiungendo il sale e i fiocchi d'avena.
3. Mescolate il tutto finemente e versate l'impasto in una padella già calda, precedentemente unta leggermente.
4. Lasciate cuocere per 5 minuti, coprendo con un coperchio.
5. Girate la piadina, aggiungete il prosciutto e una sottiletta light e continuate la cottura per altri 2 minuti.
6. Piegate la piadina con cura e gustatevi questo piatto unico e delizioso!

VALORI NUTRIZIONALI

Calorie: 315 Kcal | Carboidrati: 30g | Proteine: 22g | Grassi: 10g

DELIZIA CROCCANTE DI ZUCCHINE CON CUORE DI MOZZARELLA

PREPARAZIONE 5 MINUTI   **COTTURA** 5 MINUTI   **PORZIONI** 2

INGREDIENTI

- ☐ 1 Uovo
- ☐ 2 Zucchine
- ☐ 60g di Farina di Ceci
- ☐ 50g di Mozzarella
- ☐ 1 limone, affettato
- ☐ Pomodori
- ☐ Sale q.b.
- ☐ Foglie di Basilico

INDICAZIONI

1. Inserite nel frullatore zucchine tagliate, uovo, farina di ceci e una leggera dose di sale.
2. Frullate fino a ottenere un composto denso e omogeneo.
3. Riscaldate una padella antiaderente e versatevi il composto, cuocendo da entrambi i lati fino a ottenere una consistenza dorata e croccante.
4. Farcite la base croccante con mozzarella, pomodori freschi e foglie di basilico.
5. Ripiegate in modo da formare un delizioso panino, tagliatelo a metà per ottenere due parti uguali.

NOTA:

Sperimentate anche con una piastra tostapane o una piastra bistecchiera per una variazione di cottura.

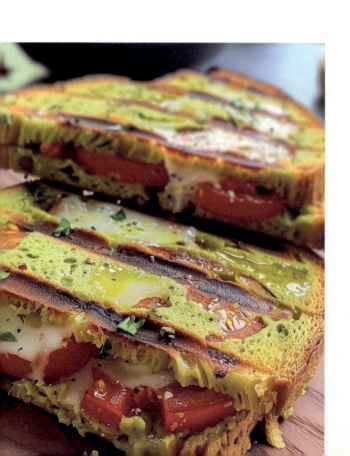

VALORI NUTRIZIONALI

Calorie: 380 Kcal | Carboidrati: 34g
Proteine: 30g | Grassi: 13g

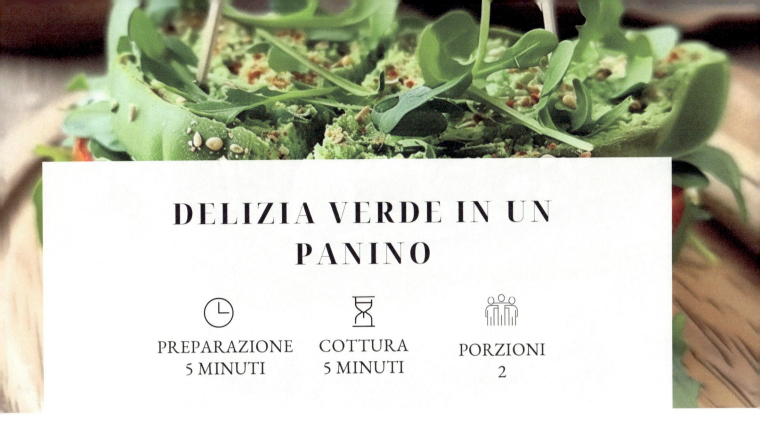

DELIZIA VERDE IN UN PANINO

PREPARAZIONE 5 MINUTI | **COTTURA** 5 MINUTI | **PORZIONI** 2

INGREDIENTI

- [ ] 1 Uovo
- [ ] 50g di Farina d'Avena
- [ ] 50ml di Latte di Mandorla
- [ ] 60g di Rucola
- [ ] 2g di Lievito Istantaneo per Salati
- [ ] 50g di Formaggio Spalmabile
- [ ] Sale q.b.
- [ ] Pomodori Freschi

INDICAZIONI

1. Nel frullatore, unite rucola fresca, uovo, farina d'avena, latte di mandorla, lievito istantaneo e una leggera dose di sale.
2. Frullate fino a ottenere una crema densa e omogenea.
3. Versate il composto in una pirofila tonda, leggermente unta, con un diametro di circa 21,5 cm.
4. Cuocete in microonde alla massima potenza per 3-4 minuti o fino a quando il panino risulta compatto.
5. Dividete il panino a metà e farcitelo con formaggio spalmabile e pomodori freschi.

VALORI NUTRIZIONALI

Calorie: 325 Kcal | Carboidrati: 38g | Proteine: 20g | Grassi: 10g

PANINO NUTRIENTE ALL'AVENA E AVOCADO

PREPARAZIONE 7 MINUTI | **COTTURA** 3 MINUTI | **PORZIONI** 2

INGREDIENTI

- [ ] 1 Uovo
- [ ] 60g di Farina di Avena
- [ ] 80g di Yogurt Greco Bianco Magro
- [ ] Pomodori q.b.
- [ ] 30/40g di Avocado
- [ ] Insalata di Songino q.b.
- [ ] Limone q.b.
- [ ] Sale q.b.

INDICAZIONI

1. Rompete un uovo e separate il tuorlo dall'albume.
2. In una terrina, mescolate la farina, lo yogurt, il tuorlo, e aggiungete il sale. Amalgamate bene con una frusta fino a ottenere un composto omogeneo.
3. In una ciotola a parte, versate l'albume e montatelo a neve fino a ottenere una consistenza cremosa.
4. Unite l'albume montato all'impasto precedentemente ottenuto e mescolate delicatamente.
5. Versate il composto in un recipiente rotondo di circa 21,5 cm di diametro e cuocetelo in microonde per 3 minuti alla massima potenza.
6. Tagliate a metà il panino ottenuto e farcitelo con uno strato di avocado schiacciato con una forchetta, aggiungendo l'insalata di songino e fette di pomodoro.
7. Richiudete con l'altra metà del panino.
8. Il vostro panino è pronto per essere gustato!

VALORI NUTRIZIONALI

Calorie: 300 Kcal | Proteine: 15g
Carboidrati: 35g | Grassi: 12g

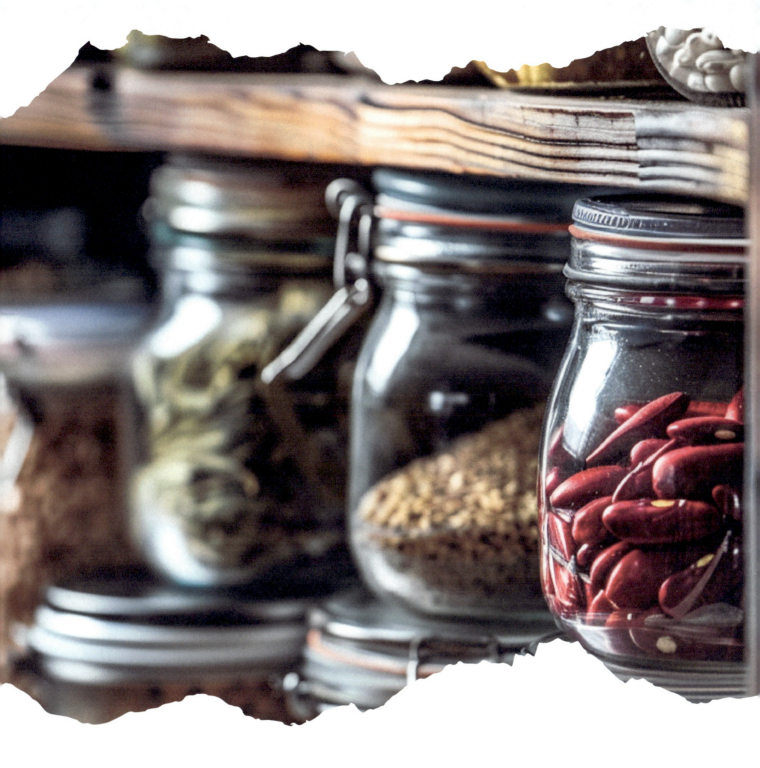

SOLUZIONI INTELLIGENTI CON CIBI A LUNGA CONSERVAZIONE

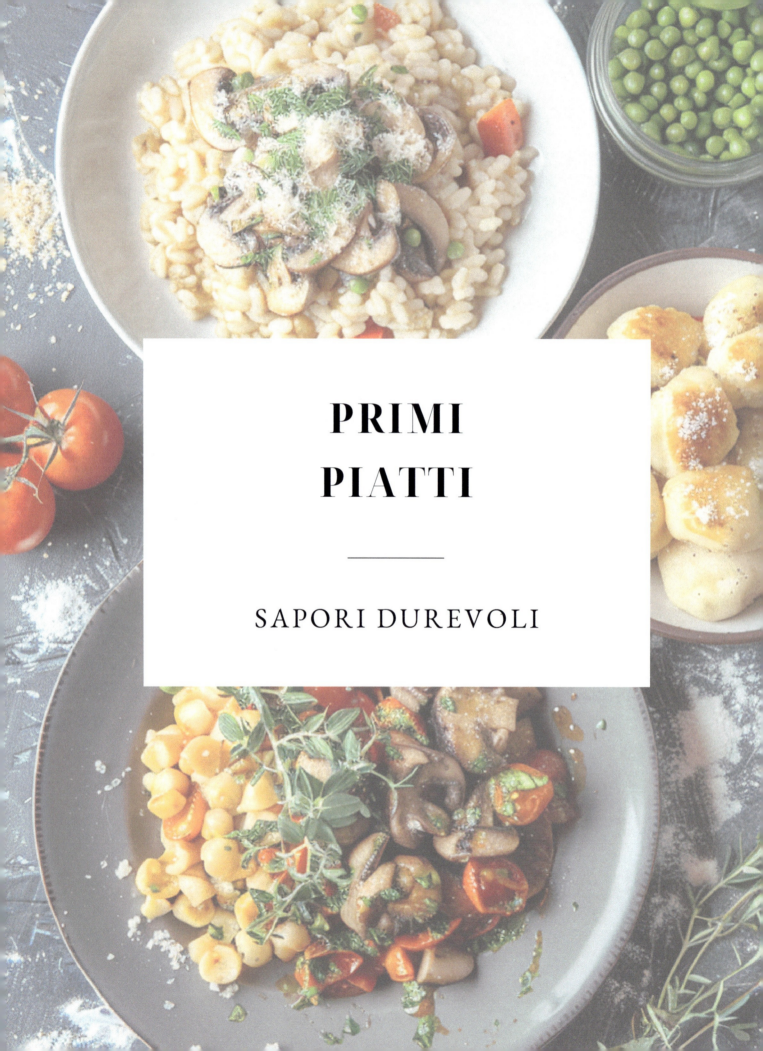
PRIMI PIATTI

SAPORI DUREVOLI

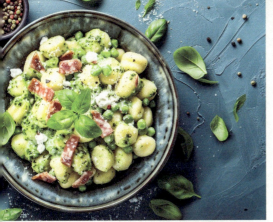
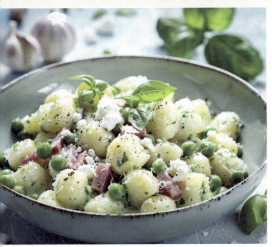

GNOCCHI CON CREMA DI PISELLI, RICOTTA E BASILICO

PREPARAZIONE
5-7 MINUTI

COTTURA
5 MINUTI

PORZIONI
2

INDICAZIONI

1. In una pentola, portate a ebollizione l'acqua per gli gnocchi.
2. Nel frattempo che l'acqua bolle, in una padella, fate soffriggere la bresaola o lo speck fino a renderli croccanti.
3. Aggiungete i piselli nella padella e cuocete rapidamente.
4. Cuocete gli gnocchi nell'acqua bollente seguendo le istruzioni sulla confezione.
5. Prelevate mezzo bicchiere di acqua di cottura degli gnocchi e aggiungetela alla padella con bresaola o speck e piselli.
6. Aggiungete la ricotta e il basilico fresco tagliato a pezzetti nella padella e mescolate bene.
7. Scolate gli gnocchi e aggiungeteli alla padella, mescolando finché la salsa diventa cremosa.
8. Condite con sale e pepe a piacere.
9. Servite e gustate!

INGREDIENTI

- [ ] 20g di Bresaola o Speck
- [ ] 400g di Gnocchi
- [ ] ½ bicchiere di Acqua di cottura
- [ ] 150g di Piselli (preferibilmente surgelati)
- [ ] 40g di Ricotta
- [ ] 30g di Basilico Fresco
- [ ] Sale e Pepe q.b.

VALORI NUTRIZIONALI

Calorie: 450 Kcal | Carboidrati: 70g
Proteine: 15g | Grassi: 10g

PENNE ALLA PUTTANESCA CON ACCIUGHE E CAPPERI

PREPARAZIONE
5 MINUTI

COTTURA
9 MINUTI

PORZIONI
2

INGREDIENTI

- ☐ 200g di penne o pasta corta
- ☐ 1 lattina di pomodori pelati
- ☐ 1 lattina di acciughe sott'olio
- ☐ 2 cucchiai di capperi
- ☐ 2 spicchi d'aglio, tritati
- ☐ Peperoncino rosso (facoltativo)
- ☐ Olio d'oliva q.b.

INDICAZIONI

1. Cuocere le penne in acqua salata seguendo le istruzioni sulla confezione.
2. Nel frattempo, in una padella, soffriggere l'aglio e il peperoncino in olio d'oliva.
3. Aggiungere i pomodori pelati, le acciughe sott'olio e i capperi e cuocere per 5 minuti.
4. Scolare le penne e condire con il sugo.
5. Servire caldo.

VALORI NUTRIZIONALI

Calorie: 400 kcal | Carboidrati: 60g | Proteine: 15g | Grassi: 10g

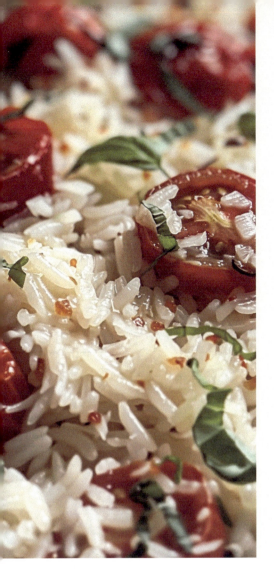

RISO ALLA PARMIGIANA CON POMODORI DISIDRATATI

PREPARAZIONE
5 MINUTI

COTTURA
10 MINUTI

PORZIONI
2

INGREDIENTI

- ☐ 200g di riso
- ☐ 1 tazza di pomodori secchi, idratati
- ☐ 50g di formaggio grattugiato
- ☐ 1 spicchio d'aglio, tritato
- ☐ 1 cucchiaino di prezzemolo secco
- ☐ Sale e pepe q.b.

INDICAZIONI

1. Cuocere il riso in acqua salata seguendo le istruzioni sulla confezione.
2. In una padella, soffriggere l'aglio in un po' d'olio.
3. Aggiungere i pomodori secchi idratati, il formaggio grattugiato, il prezzemolo, il sale e il pepe.
4. Mescolare il riso cotto nel condimento.
5. Servire caldo.

VALORI NUTRIZIONALI

Calorie: 380 kcal | Proteine: 12g | Grassi: 8g | Carboidrati: 65g

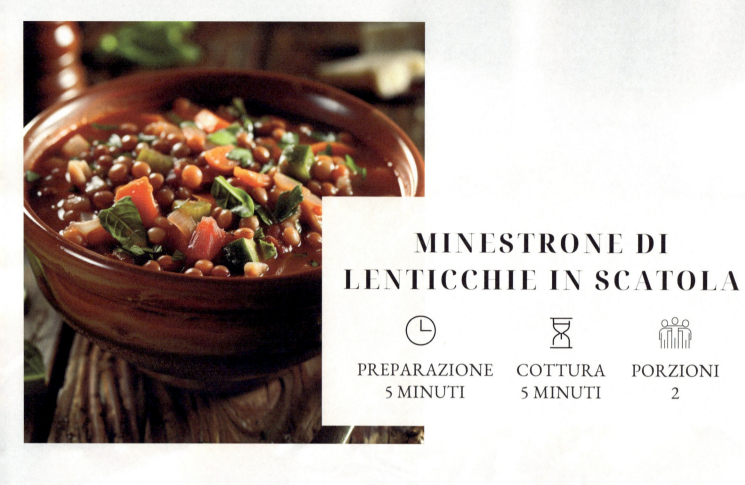

MINESTRONE DI LENTICCHIE IN SCATOLA

PREPARAZIONE
5 MINUTI

COTTURA
5 MINUTI

PORZIONI
2

INGREDIENTI

- [ ] 1 lattina di lenticchie
- [ ] 2 carote, a cubetti
- [ ] 1 cipolla, tritata
- [ ] 2 spicchi d'aglio, tritati
- [ ] 1 lattina di pomodori a cubetti
- [ ] 500ml di brodo vegetale (preparato in anticipo o pronto all'uso)
- [ ] 2 cucchiai d'olio evo
- [ ] 1 cucchiaino di rosmarino secco
- [ ] Sale e pepe q.b.

INDICAZIONI

1. In una pentola, soffriggere a fuoco medio la cipolla e l'aglio nell'olio.
2. Aggiungere le carote a cubetti e cuocere per altri 2-3 minuti.
3. Versare il brodo, i pomodori a cubetti (con il loro succo), le lenticchie scolate e il rosmarino.
4. Portare a ebollizione, quindi abbassare il fuoco e cuocere per 5 minuti, mescolando di tanto in tanto.
5. Assaggiare e regolare di sale e pepe secondo il proprio gusto.
6. Servire caldo.

VALORI NUTRIZIONALI

Calorie: 376 kcal | Proteine: 14g | Grassi: 15g | Carboidrati: 47g

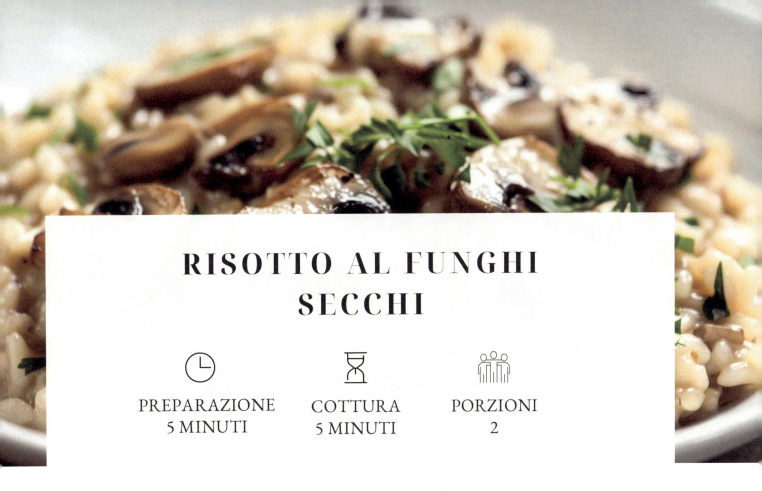

RISOTTO AL FUNGHI SECCHI

PREPARAZIONE
5 MINUTI

COTTURA
5 MINUTI

PORZIONI
2

INGREDIENTI

- ☐ 200g di riso Arborio
- ☐ 1 tazza di funghi secchi, idratati
- ☐ 1 cipolla, tritata
- ☐ 2 spicchi d'aglio, tritati
- ☐ ½ bicchiere di vino bianco (facoltativo)
- ☐ Brodo vegetale q.b.
- ☐ Olio d'oliva q.b.
- ☐ Sale e pepe q.b.

INDICAZIONI

1. In una padella, soffriggere la cipolla e l'aglio in olio d'oliva.
2. Aggiungere i funghi idratati e cuocere per 2-3 minuti.
3. Aggiungere il riso e tostare per 1-2 minuti.
4. Se desiderato, aggiungere il vino bianco e far evaporare.
5. Gradualmente aggiungere il brodo vegetale e cuocere il riso.
6. Servire caldo.

VALORI NUTRIZIONALI

Calorie: 350 kcal | Carboidrati: 70g | Proteine: 8g | Grassi: 5g

SECONDI PIATTI

NUTRIENTI E SODDISFACENTI

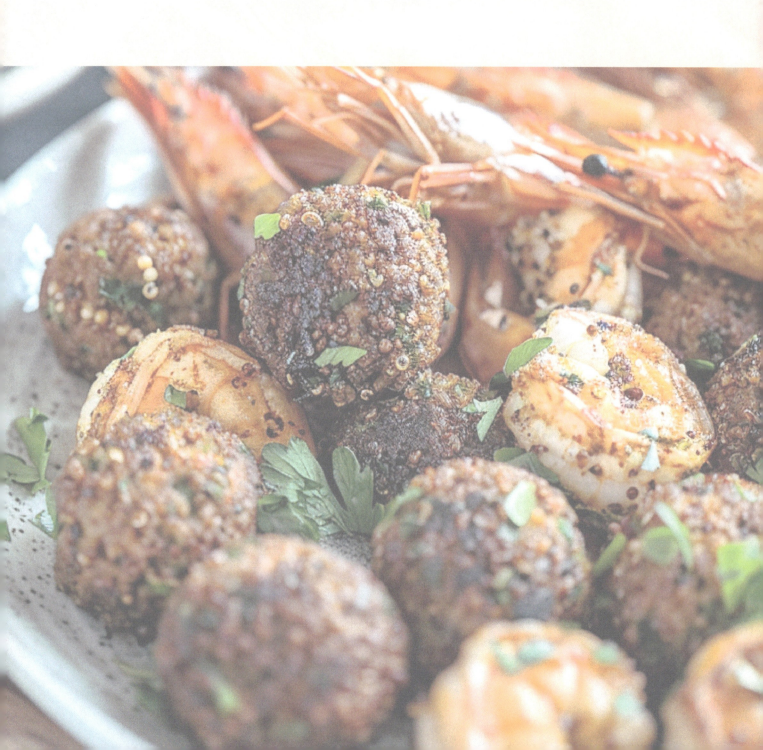

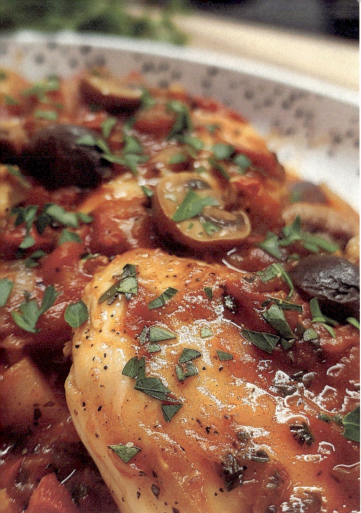

POLLO ALLA CACCIATORA

PREPARAZIONE COTTURA PORZIONI
5 MINUTI 5 MINUTI 2

INGREDIENTI

- ☐ 2 petti di pollo
- ☐ 1 lattina di pomodori pelati
- ☐ 1 cipolla, tritata
- ☐ 2 spicchi d'aglio, tritati
- ☐ 1 rametto di rosmarino secco
- ☐ Olio d'oliva q.b.
- ☐ Sale e pepe q.b.

INDICAZIONI

1. In una padella, soffriggere la cipolla e l'aglio in olio d'oliva.
2. Aggiungere i petti di pollo e rosolarli.
3. Aggiungere i pomodori pelati, il rosmarino, il sale e il pepe.
4. Cuocere per 5 minuti.
5. Servire caldo.

VALORI NUTRIZIONALI

Calorie: 350 kcal | Proteine: 30g
Grassi: 15g | Carboidrati: 20g

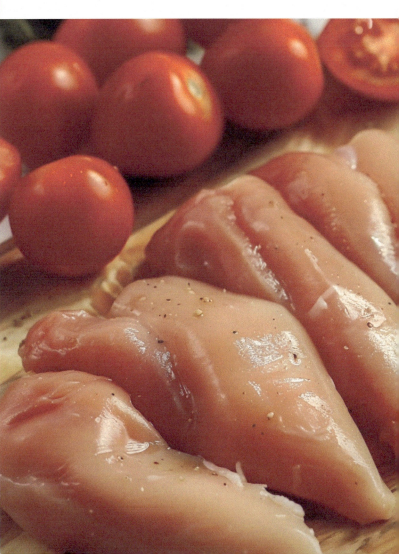

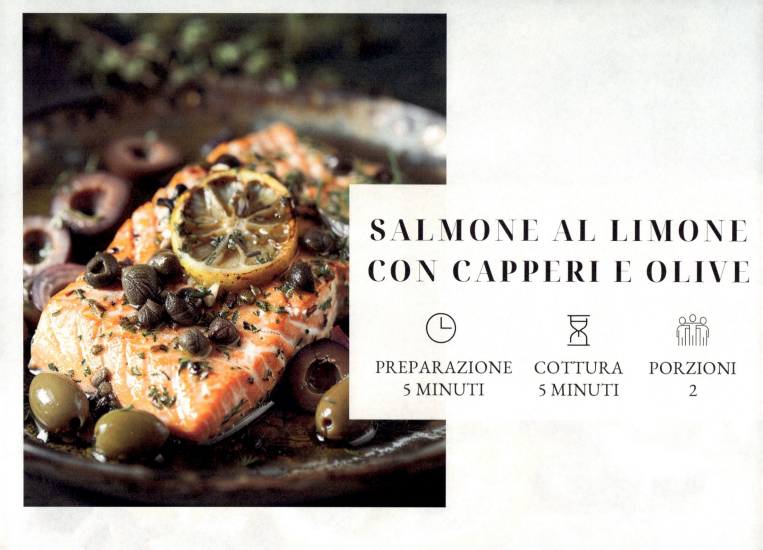

SALMONE AL LIMONE CON CAPPERI E OLIVE

PREPARAZIONE
5 MINUTI

COTTURA
5 MINUTI

PORZIONI
2

INGREDIENTI

- [ ] 2 filetti di salmone freschi
- [ ] Succo di 1 limone
- [ ] Capperi
- [ ] Olive nere, snocciolate
- [ ] 2 spicchi d'aglio, tritati
- [ ] Erbe aromatiche fresche (rosmarino, prezzemolo)
- [ ] Sale e pepe q.b.

INDICAZIONI

1. Posizionare i filetti di salmone in una padella.
2. Spruzzare il succo di limone e cospargere capperi, olive e erbe aromatiche fresche, il sale e il pepe.
3. Cuocere a fuoco medio per 5 minuti.
4. Servire caldo.

VALORI NUTRIZIONALI

Calorie: 400 kcal | Proteine: 25g | Grassi: 20g | Carboidrati: 15g

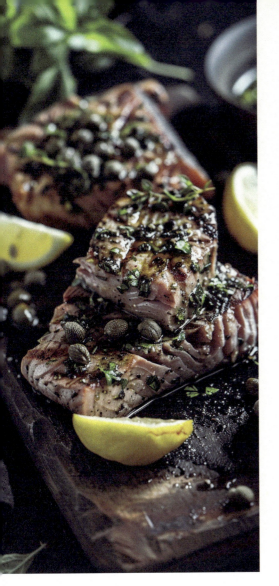

TONNO ALLA GRIGLIA CON SALSA DI LIMONE E CAPPERI

PREPARAZIONE
3 MINUTI

COTTURA
5 MINUTI

PORZIONI
2

INGREDIENTI

- ☐ 2 filetti di tonno freschi
- ☐ Succo di 1 limone
- ☐ Capperi
- ☐ Aglio in polvere
- ☐ Sale e pepe q.b.

INDICAZIONI

1. In una padella, scaldare l'olio d'oliva.
2. Posizionare i filetti di tonno e cuocere per 2-3 minuti per lato.
3. Spremere il succo di limone sui filetti, aggiungere capperi, aglio in polvere, sale e pepe.
4. Cuocere per altri 2 minuti.
5. Servire caldo.

VALORI NUTRIZIONALI

Calorie: 300 kcal | Proteine: 35 g | Grassi: 12 g | Carboidrati: 2 g

POLPETTINE DI QUINOA E SPINACI AL POMODORO

 PREPARAZIONE 5 MINUTI

 COTTURA 5 MINUTI

 PORZIONI 2

INGREDIENTI

- [ ] 1 tazza di quinoa cotta
- [ ] 1 tazza di spinaci freschi, tritati finemente
- [ ] 1 uovo
- [ ] 2 cucchiai di formaggio grattugiato
- [ ] 1 spicchio d'aglio, tritato
- [ ] 1 tazza di passata di pomodoro
- [ ] 1 cucchiaino di origano secco
- [ ] Olio d'oliva q.b.
- [ ] Sale e pepe q.b.

INDICAZIONI

1. In una ciotola, mescolare la quinoa cotta, gli spinaci tritati, l'uovo, il formaggio grattugiato, l'aglio, il sale e il pepe.
2. Formare delle polpettine con le mani.
3. In una padella, scaldare l'olio d'oliva e cuocere le polpettine fino a doratura su tutti i lati.
4. In un'altra padella, riscaldare la passata di pomodoro e aggiungere origano, sale e pepe a piacere.
5. Aggiungere le polpettine nella salsa di pomodoro e cuocere per altri 2-3 minuti.
6. Servire caldo.

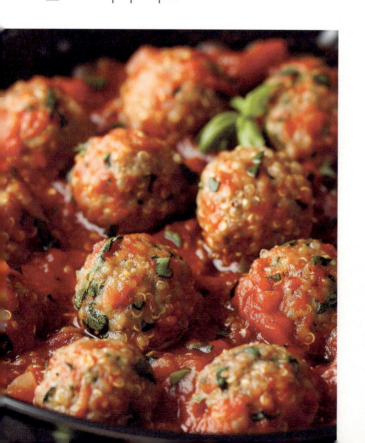

VALORI NUTRIZIONALI

Calorie: 300 kcal | Proteine: 15 g
Grassi: 8 g | Carboidrati: 40 g

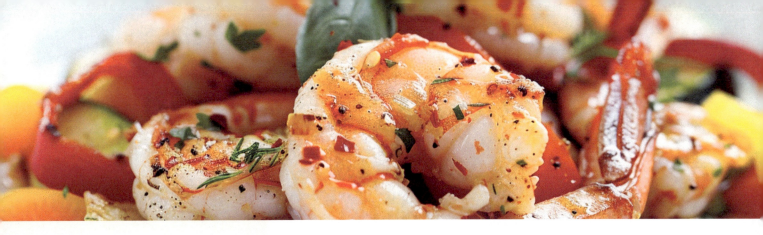

GAMBERONI AL CURRY CON VERDURE CROCCANTI

INGREDIENTI

- ☐ 300 g di gamberoni freschi, sgusciati
- ☐ 1 peperone rosso, tagliato a strisce sottili
- ☐ 1 zucchina, tagliata a rondelle sottili
- ☐ 1 carota, tagliata a julienne
- ☐ 1 cucchiaio di olio di cocco
- ☐ 1 cucchiaio di curry in polvere
- ☐ Succo di mezzo lime
- ☐ Sale e pepe q.b.
- ☐ Coriandolo fresco (opzionale, per guarnire)

PREPARAZIONE 5 MINUTI	**COTTURA** 5 MINUTI	**PORZIONI** 2

INDICAZIONI

1. In una padella, scaldare l'olio di cocco a fuoco medio.
2. Aggiungere i gamberoni e cuocere per 2-3 minuti per lato o fino a quando sono rosa e ben cotti.
3. Aggiungere il peperone, la zucchina e la carota nella stessa padella e cuocere per altri 2-3 minuti fino a quando le verdure sono croccanti.
4. Spolverare il curry sulle verdure e mescolare bene.
5. Spremere il succo di lime sopra il tutto e aggiustare di sale e pepe.
6. Servire i gamberoni e le verdure in una ciotola, guarnendo con coriandolo fresco se desiderato.

VALORI NUTRIZIONALI

Calorie: 250 kcal | Proteine: 20 g
Grassi: 12 g | Carboidrati: 15 g

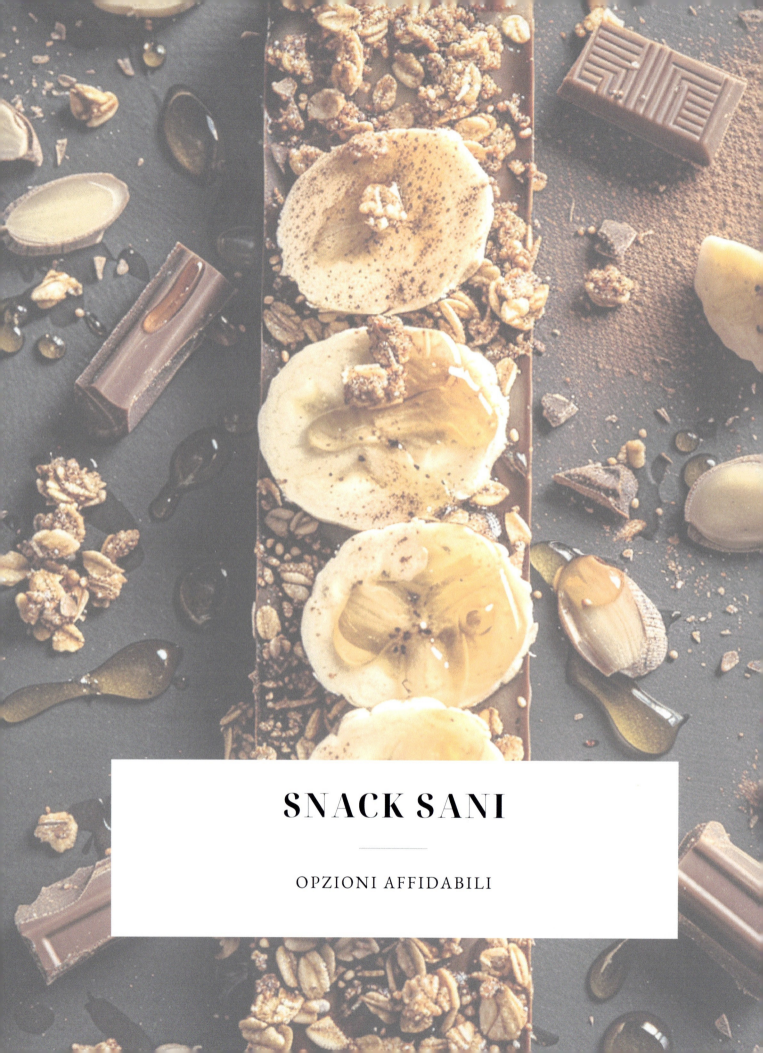

SNACK SANI

OPZIONI AFFIDABILI

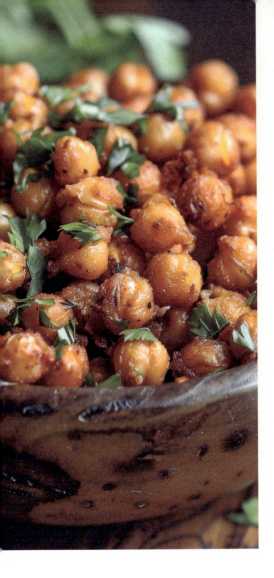

CHIPS DI CECI AL CURRY

PREPARAZIONE
3 MINUTI

COTTURA
7 MINUTI

PORZIONI
2

INGREDIENTI

- ☐ 1 lattina (400g) di ceci, scolati e asciugati
- ☐ 1 cucchiaio di olio d'oliva
- ☐ 1 cucchiaino di curry in polvere
- ☐ ½ cucchiaino di paprika
- ☐ Sale q.b.
- ☐ Prezzemolo (opzionale)

INDICAZIONI

1. Preriscalda il forno a 180°C.
2. In una ciotola, mescola i ceci con l'olio d'oliva, il curry, la paprika e il sale.
3. Distribuisci i ceci su una teglia e cuoci nel forno precedentemente riscaldato per circa 7 minuti o finché diventano croccanti.
4. Aggiungi sopra un po' di prezzemolo (Opzionale).
5. Le tue chips di ceci al curry sono pronte per essere gustate!

NOTE

Puoi accompagnare le chips con salsa yogurt, tzatziki o quelle che preferisci.

VALORI NUTRIZIONALI

Calorie: 120 kcal | Proteine: 6g | Grassi: 4g | Carboidrati: 15g

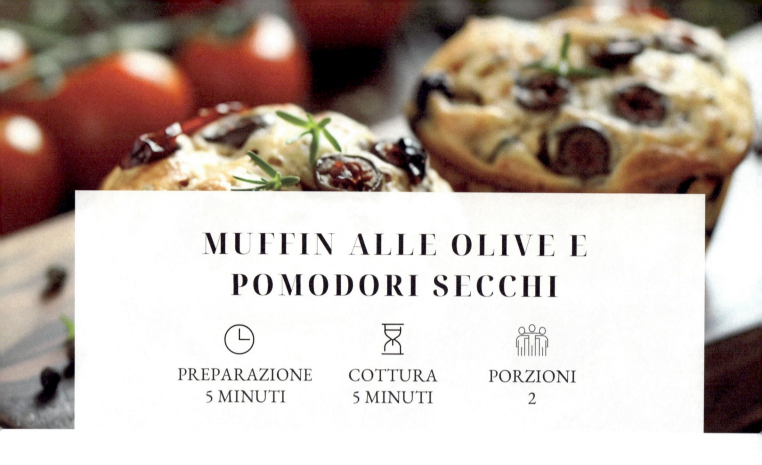

MUFFIN ALLE OLIVE E POMODORI SECCHI

PREPARAZIONE
5 MINUTI

COTTURA
5 MINUTI

PORZIONI
2

INGREDIENTI

- 120g di farina integrale
- 1 cucchiaino di lievito in polvere
- ½ cucchiaino di bicarbonato di sodio
- 60ml di olio d'oliva
- 60g di olive nere, tritate
- 40g di pomodori secchi, tritati
- 1 uovo
- 240ml di latte

INDICAZIONI

1. In una ciotola, mescola farina, lievito, bicarbonato, olio, olive, pomodori secchi, uovo e latte.
2. Versa l'impasto in stampini da muffin e cuoci in forno a microonde alla massima temperatura per circa 5 minuti.
3. I tuoi muffin alle olive e pomodori secchi sono pronti per essere gustati!

VALORI NUTRIZIONALI

Calorie: 160 kcal | Proteine: 5g | Grassi: 9g | Carboidrati: 15g

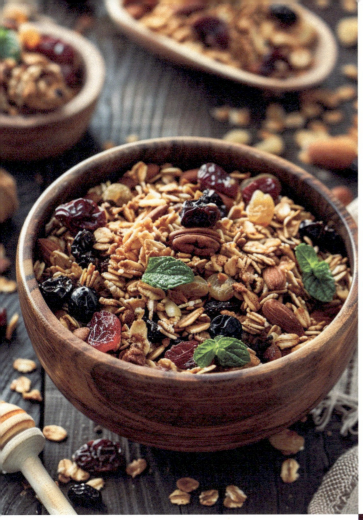

GRANOLA AL MIELE E FRUTTA SECCA

PREPARAZIONE
5 MINUTI

COTTURA
5 MINUTI

PORZIONI
2

INGREDIENTI

- ☐ 200g di fiocchi d'avena
- ☐ 60g di mandorle, tritate
- ☐ 60g di noci, tritate
- ☐ ¼ tazza (60ml) di miele
- ☐ ¼ tazza (60ml) di olio d'oliva
- ☐ 120g di frutta secca mista (uvetta, albicocche secche, ecc.)

INDICAZIONI

1. Mescola fiocchi d'avena, mandorle, noci, miele e olio d'oliva.
2. Distribuisci la miscela su una teglia e cuoci in forno a microonde per circa 5 minuti o finché diventa dorata.
3. Aggiungi la frutta secca dopo la cottura e lascia raffreddare.

VALORI NUTRIZIONALI

Calorie: 200 kcal | Proteine: 5g
Grassi: 10g | Carboidrati: 25g

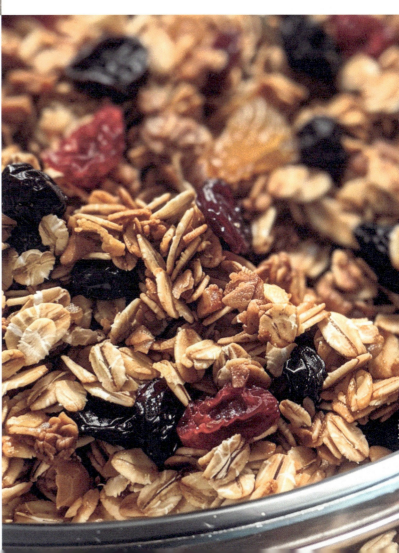

DOLCETTI DI BANANA E CACAO

PREPARAZIONE
5 MINUTI

COTTURA
5 MINUTI

PORZIONI
2

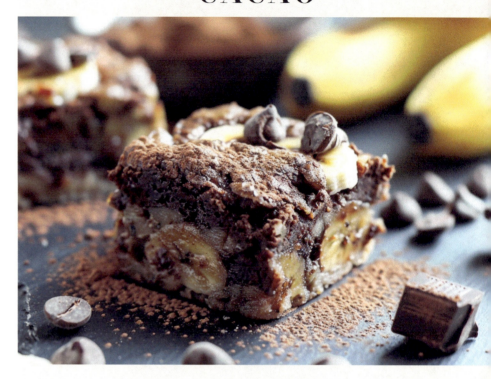

INGREDIENTI

- 2 banane mature
- 80g di fiocchi d'avena
- 2 cucchiai (20g) di cacao in polvere
- 60g di noci, tritate
- 1 cucchiaino di vaniglia

INDICAZIONI

1. In una ciotola, schiaccia le banane.
2. Aggiungi fiocchi d'avena, cacao, noci e vaniglia e mescola.
3. Forma piccoli dolcetti e cuoci in forno a microonde alla massima potenza per circa 5 minuti o finché sono solidi.
4. I tuoi dolcetti sono pronti per essere gustati!

VALORI NUTRIZIONALI

Calorie: 150 kcal | Proteine: 4g | Grassi: 6g | Carboidrati: 20g

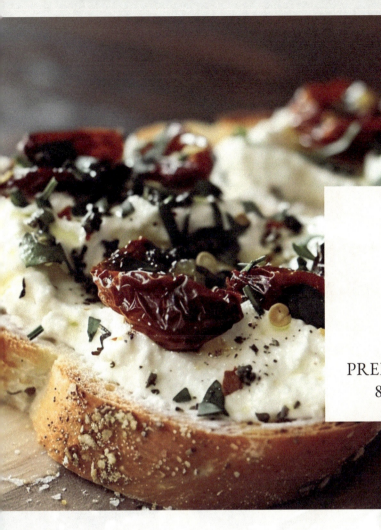

CROSTINI MEDITERRANEI

PREPARAZIONE COTTURA PORZIONI
8 MINUTI 8 MINUTI 2

INGREDIENTI

- 4 fette di pane integrale
- 100g di ricotta alle erbe
- 10 pomodorini secchi sott'olio, tritati
- Olive nere, tritate
- Basilico fresco
- Pepe nero q.b.

INDICAZIONI

1. Tosta le fette di pane integrale.
2. Spalma generosamente la ricotta alle erbe su ogni fetta di pane.
3. Distribuisci uniformemente i pomodorini secchi, le olive tritate e le foglie di basilico.
4. Aggiungi una leggera macinata di pepe nero.
5. Taglia i crostini a metà e servi.

VALORI NUTRIZIONALI

Calorie: 180 kcal | Proteine: 8g | Grassi: 8g | Carboidrati: 20g

BONUS

BONUS #1: Accesso a gruppo Facebook **esclusivo** dove potrai trovare contenuti di **allenamento, benessere e salute** (schede di allenamento da casa e/o in palestra, consigli sull'alimentazione e Q&A settimanali live)

BONUS #2: Consulenza di 20 minuti **GRATUITA** con un consulente alimentare

Scansiona il QR Code qui sotto per ottenere i tuoi BONUS!

Ti è piaciuto il libro?

Lascia una recensione su Amazon, il tuo contributo è importante!

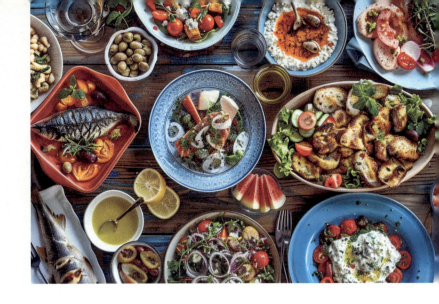

Conclusione

In questa avventura culinaria abbiamo esplorato un approccio rivoluzionario alla preparazione di pasti salutari e gustosi in soli 10 minuti. La nostra missione era chiara: rendere la cucina sana accessibile a tutti, eliminando la complessità e celebrando il gusto autentico.

L'elemento centrale di ogni ricetta è la semplicità. Abbiamo dimostrato che non è necessario trascorrere ore in cucina per creare piatti che soddisfano il palato e promuovono il benessere. La velocità di preparazione è stata la nostra risposta al ritmo frenetico della vita moderna, offrendo soluzioni pratiche per chiunque voglia mantenere uno stile di vita sano senza rinunciare al gusto.

Un tratto distintivo delle nostre ricette è l'attenzione ai cibi di stagione. Questa scelta non solo esalta i sapori, ma collega anche il nostro benessere alla natura ciclica delle stagioni. Utilizzare ingredienti freschi e di stagione non è solo una scelta culinaria, ma una celebrazione della diversità e della vitalità che ogni periodo dell'anno può offrire.

Questo viaggio ci ha insegnato che gusto e benessere non sono compromessi separati, ma alleati in una cucina sana. Ogni ricetta è stata concepita pensando alle vostre esigenze, cercando di dimostrare che la buona cucina può essere parte integrante di uno stile di vita salutare.

In conclusione, "Cucina Sana per Pigri" è più di un libro di ricette; è una guida per coloro che cercano la via della semplicità e del benessere veloce. Che ogni piatto preparato seguendo queste pagine porti con sé il gusto della salute e della gioia.

Grazie per averci accompagnato in questo viaggio culinario. Che la vostra cucina continui a essere un luogo di scoperta, soddisfazione e, soprattutto, piacere autentico.

Printed in France by Amazon
Brétigny-sur-Orge, FR